U0006610

羅時成◎主編

流感病毒，
變變變

臺灣商務印書館

流感病毒，變變變 ／羅時成主編. --初版. --臺
北市：臺灣商務，2011. 12
　　面；　公分. --（商務科普館）

ISBN 978-957-05-2664-6(平裝)

1. 流行性感冒　2. 流行性感冒病毒　3. 傳染性疾病
防制　4. 文集

415.23707　　　　　　　　　　100021538

商務科普館

流感病毒，變變變

作者◆羅時成主編
發行人◆施嘉明
總編輯◆方鵬程
主編◆葉幗英
責任編輯◆徐平
美術設計◆吳郁婷

出版發行：臺灣商務印書館股份有限公司
臺北市重慶南路一段三十七號
電話：(02)2371-3712
讀者服務專線：0800056196
郵撥：0000165-1
網路書店：www.cptw.com.tw
E-mail：ecptw@cptw.com.tw
網址：www.cptw.com.tw
局版北市業字第 993 號
初版一刷：2011 年 12 月
定價：新台幣 290 元

ISBN 978-957-05-2664-6

科學月刊叢書總序

◎—林基興

《科學月刊》社理事長

公益刊物《科學月刊》創辦於 1970 年 1 月，由海內外熱心促進我國科學發展的人士發起與支持，至今已經四十一年，總共即將出版五百期，總文章篇數則「不可勝數」；這些全是大家「智慧的結晶」。

《科學月刊》的讀者程度雖然設定在高一到大一，但大致上，愛好科技者均可從中領略不少知識；我們一直努力「白話說科學」，圖文並茂，希望達到普及科學的目標；相信讀者可從字裏行間領略到我們的努力。

早年，國內科技刊物稀少，《科學月刊》提供許多人「（科學）心靈的營養與慰藉」，鼓勵了不少人認識科學、以科學為志業。筆者這幾年邀稿時，三不五時遇到回音「我以前是貴刊讀者，受益良多，現在是我回饋的時候，當然樂意撰稿給貴刊」。唉呀，此際，筆者心中實在「暢快、叫好」！

《科學月刊》的文章通常經過細心審核與求證，圖表也力求搭配文章，另外又製作「小框框」解釋名詞。以前有雜誌標榜其文「歷久彌新」，我們不敢這麼說，但應該可說「提供正確科學知識、增進智性刺激思維」。其實，科學也只是人類文明之一，並非啥「特異功能」；科學求真、科學可否證（falsifiable）；科學家樂意認錯而努力改進——這是科學快速進步的主因。當然，科學要有自知之明，知所節制，畢竟科學不是萬能，而科學家不

可自以為高人一等，更不可誤用（abuse）知識。至於一些人將科學家描繪為「科學怪人」（Frankenstein）或將科學物品說成科學怪物，則顯示社會需要更多的知識溝通，不「醜化或美化」科學。科學是「中性」的知識，怎麼應用科學則足以導致善惡的結果。

科學是「垂直累積」的知識，亦即基礎很重要，一層一層地加增知識，逐漸地，很可能無法用「直覺、常識」理解。（二十世紀初，心理分析家弗洛伊德跟愛因斯坦抱怨，他的相對論在全世界只有十二人懂，但其心理分析則人人可插嘴。）因此，學習科學需要日積月累的功夫，例如，需要先懂普通化學，才能懂有機化學，接著才懂生物化學等；這可能是漫長而「如倒吃甘蔗」的歷程，大家願意耐心地踏上科學之旅？

科學知識可能不像「八卦」那樣引人注目，但讀者當可體驗到「知識就是力量」，基礎的科學知識讓人瞭解周遭環境運作的原因，接著是怎麼應用器物，甚至改善環境。知識可讓人脫貧、脫困。學得正確科學知識，可避免迷信之害，也可看穿江湖術士的花招，更可增進民生福祉。

這也是我們推出本叢書（「商務科普館」）的主因：許多科學家貢獻其智慧的結晶，寫成「白話」科學，方便大家理解與欣賞，編輯則盡力讓文章賞心悅目。因此，這麼好的知識若沒多推廣多可惜！感謝臺灣商務印書館跟我們合作，推出這套叢書，讓社會大眾品賞這些智慧的寶庫。

《科學月刊》有時被人批評缺乏彩色，不夠「吸睛」（可憐的家長，為了孩子，使盡各種招數引誘孩子「向學」）。彩色印刷除了美觀，確實在一些說明上方便與清楚多多。我們實在抱歉，因為財力不足，無法增加彩色；還好不少讀者體諒我們，「將就」些。我們已經努力做到「正確」與「易懂」，在成本與環保方面算是「已盡心力」，就當我們「樸素與踏實」吧。

從五百期中選出傑作，編輯成冊，我們的編輯委員們費了不少心力，包

括微調與更新內容。他們均為「義工」，多年來默默奉獻於出點子、寫文章、審文章；感謝他們的熱心！

　　每一期刊物出版時，感覺「無中生有」，就像「生小孩」。現在本叢書要出版了，回顧所來徑，歷經多方「陣痛」與「催生」，終於生了這個「智慧的結晶」。

「商務科普館」
刊印科學月刊精選集序

◎─方鵬程

臺灣商務印書館總編輯

「科學月刊」是臺灣歷史最悠久的科普雜誌，四十年來對海內外的青少年提供了許多科學新知，導引許多青少年走向科學之路，為社會造就了許多有用的人才。「科學月刊」的貢獻，值得鼓掌。

在「科學月刊」慶祝成立四十週年之際，我們重新閱讀四十年來，「科學月刊」所發表的許多文章，仍然是值得青少年繼續閱讀的科學知識。雖然說，科學的發展日新月異，如果沒有過去學者們累積下來的知識與經驗，科學的發展不會那麼快速。何況經過「科學月刊」的主編們重新檢驗與排序，「科學月刊」編出的各類科學精選集，正好提供讀者們一個完整的知識體系。

臺灣商務印書館是臺灣歷史最悠久的出版社，自一九四七年成立以來，已經一甲子，對知識文化的傳承與提倡，一向是我們不能忘記的責任。近年來雖然也出版有教育意義的小說等大眾讀物，但是我們也沒有忘記大眾傳播的社會責任。

因此，當「科學月刊」決定挑選適當的文章編印精選集時，臺灣商務決定合作發行，參與這項有意義的活動，讓讀者們可以有系統的看到各類科學

發展的軌跡與成就，讓青少年有興趣走上科學之路。這就是臺灣商務刊印「商務科普館」的由來。

　　「商務科普館」代表臺灣商務印書館對校園讀者的重視，和對知識傳播與文化傳承的承諾。期望這套由「科學月刊」編選的叢書，能夠帶給您一個有意義的未來。

2011 年 7 月

主編序

◎─羅時成

病毒可依其含有的遺傳物質（或基因體）簡單分為 DNA 病毒和 RNA 病毒。流行性感冒病毒（簡稱流感病毒）屬 RNA 病毒，它的基因體與大多數的 RNA 病毒不同在於非單一 RNA 分子組成，而是由八節長短不一的 RNA 分子組成，每一分子 RNA 所決定的蛋白，執行不同功能，故缺一不可。

RNA 病毒基因體複製缺乏校對的系統比 DNA 病毒複製時較容易產生突變，流感病毒因可感染不同宿主，比如禽流感病毒可感染到豬，豬體內若已經有人流感病毒，兩者來源的流感病毒就可能在豬體內產生新的基因體（八節）的排列組合，若此新組合流感病毒開始在人群中傳染就會造成大流行，甚至高死亡率，有如 1918 年所爆發的西班牙型流感，全球約三千多萬人死亡。

病毒傳播可分不同途徑：比如日本腦炎病毒及登革熱病毒經由蚊子病媒傳播，愛滋病毒和 B 型肝炎病毒是經血液途徑感染，腸病毒是經接觸感染，引起 SARS 的病毒是經過飛沫傳染，流感病毒是經空氣傳播，因此它傳播速度最快和最廣，比起前幾種病毒防範只要不接近病毒帶原者要困難些，再加上它變異性帶來致死率高，較易造成民眾恐慌。

流感病毒的傳染與致病是全世界公衛問題，藥物及疫苗開發固然重要，全球政府公衛單位平時就應監測豬隻體內流感病毒變化的趨勢，可預警大流行的爆發，早作預防措施。如此人類就可對變變變的流感病毒不那麼恐懼。

　　《科學月刊》長期來對流感病毒都十分關注，有關流感病毒的報導從1997年至2010年超過三十餘篇，為了讓讀者有較整體的印象集結了一些長篇文章，包含國內許多病毒學家、公衛學家的觀點，可使讀者了解流感病毒與一般感冒病毒可何不同，流感病毒的基因結構與變化，1997年香港禽流感爆發的背景，以及台灣如何防疫流感的流行，如何篩選抗流感藥物及製造抗流感疫苗。另外，江建勳及許家偉各有六篇和七篇短文描述流感病毒不同的面象。希望讀者閱讀完後，對流感病毒的基本知識更加充分，遇流感病毒大流行時就不會太恐慌。

CONTENTS
目　錄

浮現中的危機

◎—許家偉、羅雅如

許家偉：現任洛杉磯生物科技公司

羅雅如：畢業於元培醫專醫管科

電影「危機總動員」中的情節，是否真的會發生？

西方醫學把人類視為環境的中心，而周遭的環境又充滿了微生物（請參閱 86 年 3 月號《科學月刊》〈無所不在的微生物〉），它們有能力侵犯宿主人類導致疾病的產生，因此微生物一直被描述為具有敵意、侵略性、與病害有關及具有毒性的敵人。醫學的主要目標，就是尋找方法根除這些微生物，或者至少除去它們所引起的疾病。這可以比喻成一個戰場，由於醫學的發達，藉著抗微生物藥物及疫苗等，人類經常戰勝微生物。例如由破傷風梭狀芽胞桿菌（*Clostridium tetani*）所引起的破傷風，以及由病毒所引起的麻疹或脊髓灰質炎，都可以分別透過抗生素的使用及接種疫苗等，達到治療效果。

從生物的角度來看，微生物就如同其他生命體，一樣要繁衍生

存！微生物會在自然界及人體宿主體內繁殖，如果它們繁殖會造成宿主的傷害或死亡，我們就稱這種微生物為致病體。微生物族群的延續，是依靠人類宿主對其所創造出生物性、社會性環境的適應所決定，其中包括微生物本身進行基因重組等突變，以逃避人類的反擊。

　　諷刺的是，人類往往都高估了醫療力量。卻沒想到，這些本來成功用來對付微生物的武器，例如抗生素、疫苗等反而促成新的疾病出現，我們稱為新興傳染病（emerging infectious diseases）或新興病毒（emerging viruses）；另外，人類活動也使得地球上從未與人接觸的微生物出現，或使已絕跡的疾病開始流行，這種情形稱為再興傳染病（reemerging infectious diseases）或再興病毒（reemerging viruses）。

新興病毒的衝擊

　　1993 年 5 月，美國新墨西哥州的一對夫婦，突然患上高燒不退、肌肉痛性痙攣、頭痛以及嚴重強烈的咳嗽，幾天後因呼吸困難而死亡。後來研究人員發現二十四件相同的個案，由 1992 年底至 1993 年中，都發生在美國的墨西哥州、科羅拉多州及內華達州，當中十一人已死亡。但是在測試所有已知的微生物種類後，都無法鑑定出致病原，因此束手無策的研究人員，把檢體交給亞特蘭大疾病控制防

治中心（Centers of Disease Control and Prevention, 簡稱CDC），該中心利用血清免疫及分子生物技術來檢定，結果原來是一種未被分類的漢他病毒（hantaviruses），稱為未知型漢他病毒（unknow type of hantavirus），目前命名為「無名」Sin Nombre（西班牙文「無名」的意思）。

當然，無名這種感染並非唯一的案例。1994 年美國耶魯大學的研究人員意外感染沙巴（Sabia）病毒，該病毒曾於 1990 年首次出現在巴西聖保羅，使當地工程師猝死。事實上，在不同的時間、地點都曾經發生過新興疾病的爆發，表一只是人類歷史中有記載的部分（表一）。

出血熱病毒

無名及沙巴這兩個新興病毒所導致的疾病，都被歸類於出血熱，病人感染初期會發燒，隨後會因經常性出血而導致健康情形轉壞，伴隨皮下出血的症狀，如瘀斑、挫傷與紫瘢，後期時心臟血管、消化、腎臟及神經的併發症出現，最嚴重的情況是病人因大量出血或多種器官衰竭而死，由於這些病毒都是未曾見過的，因此在命名上都習慣用先爆發疫情的地區來命名。

造成出血熱的病毒被分在幾個不同的科中。黃熱病毒科（Flavi-

表一：新興疾病的爆發一覽表

時間	地點	事件
1918～1919 年	全世界	2,000～3,000 萬人因感染西班牙流行性感冒而死亡
1938 年 9 月	美國東岸麻薩諸塞州	至少 34 人感染東方馬腦脊髓炎（EE）死亡
1940 年代	南美洲阿根廷彭巴大草原地區	祖連使多位農民死亡
1950 年代	南美洲玻利維亞聖約昆（San Joaquin）	馬基普引起 12 人死亡
1950～1950 年	亞洲南韓	2,000 名美國軍人感漢他病毒
1954 年	南美洲巴西	Group C & Guama 病毒引起 Group C & Guama 熱
1956 年	大洋洲澳大利亞	羅斯河病毒（Ross River virus）引起流行性多發性關節炎
1957 年	亞洲印度	基亞沙諾森林病病毒（Kysamur Forest disease virus）引起基亞沙諾森林病
1959 年	美國東岸紐澤西州	32 人感染 EE，其中 22 人死亡
1959 年	洲東非地區	歐尼翁尼翁病毒（O'nyong-nyong virus）引起歐尼翁尼翁熱
1960 年	美國威斯康辛州	La Crosse 病毒引起腦炎
1967 年	歐洲德國	7 名實驗室人員，處理死於馬伯格病毒（Marburg virus）小猴的血液時死亡。
1968 年	全世界	香港型流行性感冒病毒經由鴨子感染人類
1970 年	非洲埃及	在阿斯安（Aswan）水霸工程期間，列夫特谷熱病毒（Rift Valley fever virus）感染超過20萬人。
1970 年	西非奈及利亞的拉薩	25 名醫院的醫療人員及病人感染拉薩熱
1975～1976 年	巴西	Rocio 病毒引起腦炎
1976 年	中非薩伊的 Yambuku	伊波拉毒殺死 300 人

1977 年	Egypt	列夫特谷熱病毒引起列夫特谷熱（rift valley fever）
1976〜1979 年	非洲東北部蘇丹的南方草原	伊波拉病毒蔓延
1979 年	歐洲	豬隻感染流行性感冒病毒（由 1918〜1919 年的西班牙流行性感冒演化而來）
1981 年	南美洲古巴	登革熱病毒引起出血性登革熱（Dengue hemorrhagic fever）大流行
1981〜1982 年	歐洲瑞典	辛德比斯病毒（Sindbis virus）引起 Ockelbo disease（包括 Karelian fever, Pogosta disease）
1985〜1989 年	歐洲義大利	豬隻感染型流行性感冒病毒
1987 年	非洲西北部	芧利塔尼亞（Mauritania）的塞內加爾河（Senegal River）水霸築堤期間，列夫特谷熱爆發
1989 年	美國	Cache Valley 病毒引起 arthrogryposis 以及 hydranencephaly
1989 年	中國北方	流行性感冒新品種出現並經由鳥類感染人類
1989 年代中期	歐洲	豬隻感染流行性感冒病毒（由 1918〜1919 年的西班牙流行性感冒演化而來）
1989 年	美國東岸	從檢疫留置的猴子中，發現有類似伊波拉的線狀病毒（filovirus），震驚聯邦政府。
1989 年	南美洲委內瑞拉	由於要發展農村而開發森林，導致關那連奧引發傳染病，至少有 100 個病例產生。
1989 年	北中國的吉林及黑龍江省	馬隻感染型流行性感冒病毒，患病率為 81%，死亡率則超過 20%。
1990 年	北中國的吉林及黑龍江省	馬隻感染型流行性感冒病毒，患病率為 41%。
1990 年	南美洲巴西聖保羅	一名工程師因沙巴病毒感染而死亡
1990 年代	非洲埃及	再度爆發列夫特谷熱感染
1991〜1993 年	拉丁美洲	霍亂流行，至少 90 萬個病例，超過 8,000 人死亡。
1993 年	東非肯亞（Kenya）	黃熱病毒（Yellow fever rivus）引起黃熱病
1993 年	亞洲	霍亂弧菌 O139 型肆虐

1993 年	中美洲墨西哥	委內瑞拉腦脊髓炎病毒（Venezuelan encepha-litis virus）引起委內瑞拉腦脊髓炎
1993 年	美國	大腸桿菌 O157:H7、漢他病毒、多抗藥性肺炎疾病、Vancomycin 抗性腸球菌感染、流行性感冒 A 型病毒、隱鞭孢子蟲症及球黴菌病肆虐，在美國估計 40 多萬人遭感染，至少 4,000 多人需住院觀察。
1993 年	南美洲及歐洲瑞士	大腸桿菌 O157:H7 肆虐
1993 年	埃及	列夫特谷熱流行
1993 年	非洲中東部蒲隆地	志賀氏痢疾桿菌（Shigella dysenteriae）抗藥性菌種出現（Burundi，舊稱 urundi）
1993 年	南美洲哥斯大黎加（Costa Rica）及巴拿馬	登革熱流行
1993 年	俄羅斯	白喉流行
1993 年	美國南方新墨西哥、科羅拉多	齧齒類動物的數量快速增長，漢他病毒「無名」使 114 人及內華達州得病，其中 58 人死亡。
1994 年	南美洲玻利維亞聖約昆	馬基普使 7 人感染
1994 年	美國東岸費城	耶魯大學的研究人員意外感染沙巴病毒，但最後獲救。
1995 年春天	薩伊的 Kikwit	超過 190 人因伊波拉病毒的爆發而死亡
1996 年夏	日本	大腸桿菌 O157:H7 肆虐
1996 年	歐洲	牛海綿狀腦病變（BSE）在英國至少令 15 萬隻牛死亡
1997 年	香港	禽流感 H5N1 病毒肆虐

viridae）是已知最久的一科，當中包括黃熱病毒，及登革熱病毒，而這一科都可以經由蚊子（即蚊媒）或扁蝨傳播（即蝨媒）。

　　砂狀病毒科（Arenaviridae）及布尼亞病毒科（Bunyaviridae）在

多種動物身上，都能導致出血熱，但它們很少直接在人群間傳播，反而多以動物為貯存場所作為載體，幫助它們傳播。齧齒類動物就是最好的載體，因為齧齒類動物感染後，不會有任何症狀產生，而其糞便、尿液還是散傳病毒的最好途徑。

線狀病毒科（Filoviridae）的病毒，我們知道得甚少，也不瞭解其傳播方式。

出血熱病是新興的病毒中最駭人聽聞的。其實它們並不是新興的病毒，它們在地球已存在百萬年之久，透過病毒的基因突變或重組，都可以使病毒的毒性（virulence）增強，再加上環境改變，就以一種全新的姿態出現於世人面前！

病毒的散播

新興病毒的出現都是經由兩個步驟進行。首先是這些病原的先鋒部隊，先打入人類族群中，這一步可能要花很長的一段時間，也可能要重覆不斷的進行，在這時期病毒也可能進行些許改變。再來才開始在人類族群中散播，事實上有很多病毒不能進行這個步驟，但只要能進行散播，則新興的病毒就會產生。

（一）社會因素

　　人類經濟情況改善，使全球人口急速成長（圖一），而生活環境擁擠或戰爭的發生，會造成人口轉移，這些都是社會因素。

　　人口增加使人口密度上升、微生物在人類間的散播及演化動力就跟著加強。幾個世紀以來的都市化（表二），伴隨著人口擁擠而增加微生物感染的機會；如飼養場中的牛隻、家禽數量過多的擁擠，都是在強迫動物增加感染機會；同樣的，植物擁擠會降低空氣流通、增加濕度及砂石間的持水性，正好提供微生物生存的最佳環境。

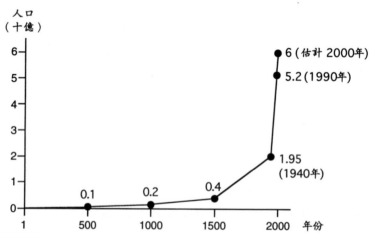

圖一：全球人口成長圖

表二：都市化情形一覽表

年　份	超過千萬人之城市	總　　數
1950 年	紐約、倫敦 美洲：布宜諾斯艾利斯、里約熱內盧、聖保羅、墨西哥城、洛杉磯、紐約	2 個
1980 年	東亞：北京、上海、東京 歐洲：倫敦 美洲：布宜諾斯艾利斯、里約熱內盧、聖保羅、墨西哥城、洛杉磯、紐約 東亞：北京、上海、大阪、神戶地區、東京橫須賀地區	10 個
2000 年	南亞：達卡、孟買、加爾各答、德里、馬德拉斯、雅加達巴格達、德黑蘭、喀拉蚩、曼谷、馬尼拉伊斯坦堡 歐洲：巴黎（倫敦已不在名單上）	24 個

（二）環境改變

　　人類的人口轉移使活動範圍改變，也對環境造成影響。1989 年在委內瑞拉爆發砂狀病毒科「關那蓮奧」（Guanarito）流行，就是因為社會因素加上環境的改變所引起。當時，為了擴張農村社區，委內瑞拉政府開發社區鄰近的森林地帶，最初引發出十五個關那蓮奧的病例；病毒的動物貯存者是老鼠，而這次的流行是因為伐木工人，在森林開發地帶掀起被老鼠尿液、糞便污染的灰塵所引起。接著，在當地診斷出超過一百件的病例。在森林開發過程中，因為機械操作普及，所以在開發的過程或在農田收割時所使用的機械，不

單只把已污染的塵埃揚起懸浮於半空中，也可能意外輾到正在該處活動的動物（例如在田地中奔跑的鼠類），使其已被感染的血液噴灑出來，感染到人類。

其他早已知道會導致出血熱的砂狀病毒，如「馬基普」（Machupo）於 1952 年出現於波利維亞；「祖連」（Jnin）於 1958 年在阿根廷被鑑定出來。這兩種病毒都由齧齒動物所攜帶，也是由於人類不斷的擴張，使牠經常出沒於人類的住所，增加感染機會。

自 1972 年起，南美洲一些國家滅鼠運動奏效，防止了人類感染馬基普，但經過二十年的風平浪靜，這個病毒又再次出現在同一地區，就在 1994 年的夏天，波利維亞的一家七口通通被感染。

最早於 1940 年代末期的阿根廷彭巴（Pampas）草原出現，引起阿根廷出血熱（Argentinian hemorrhagic fever）；由於當地大面積的玉米耕種，吸引大量帶有病毒的老鼠（稱為 vesper mice）前往，這種齧齒類動物與農人間多次接觸後引發疾病流行。

人類也未必是危害環境的唯一分子。1993 年無名在美國流行，就是因為當年春天在新墨西哥州、內華達州及科羅拉多州山區，以及沙漠地帶，發生罕見的大雪及大雨，使得住在松木林中的鼴鼠（無名的貯存者）因意外濕潤環境而大量繁殖，它們的數目在短短一年間相差十倍之多！

除了洪水氾濫，旱災、饑荒都可能導致物類的生活改變。另外，不可忽視的是地球溫室效應，造成全球氣候溫和，微生物的生存條件變好，使其選汰壓力（selection pressure）條件改變。

（三）醫學發展的反效果

醫學科技一日千里，但近代醫學的發展也出現反效果。例如進行器官移殖時所使用的藥物，會使一些個體產生免疫抑制反應，結果導致個體容易感受到新的病原體，或使一些本來受免疫系統抑制的病原菌重新浮現。此外，濫用藥物導致抗藥性病原體陸續出現，這是相當嚴重的問題（可參閱 85 年 1 月號《科學月刊》〈瞭解抗藥性機制〉一文）。

（四）人類行為

在二十世紀的今天，空中運輸縮短國與國的距離，相同的也使疾病更快速散播，因為任何人都可以在幾個小時內，橫越太平洋或美國東、西岸，散播疾病給任何人（圖二），大大增加傳播的機率。

原本檢疫、隔離及根除（eradication）計畫可以延緩疾病的爆發，但現今幾乎已經沒有任何商業貿易的障礙問題，各式各樣的東

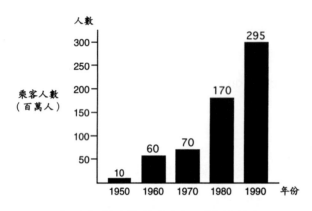

圖二：國際間空運乘客人數（資料來源：國際空運聯會 [International Air Transportation Association]）

西都可以自由貿易，包括微生物。人類進出口動植物到達另一處非原產、非原屬（nonnative）的地方，可能導致致病的微生物跟隨著這些植物、動物到達新地方，感染另一群人類。除了人類，動物的遷移也有相同效果。

　　此外人類行為的習慣改變。例如經銷形式、冰凍處理或其他維持食物新鮮的加工，都可以散播有害微生物。而性行為的開放，也會影響微生物的傳播及生存，眾多傳染性性病中（表三），愛滋病就是一個讓人警惕的例子。

（五）食品生產

　　食品的加工程序的繁複：如運送、切割、冷凍或其它維持品質的處理，都可以增加有害微生物的生長機會，例如有些防腐劑本身除了防腐作用之外，卻有利於某些細菌的生長。此外，全球性的食

表三：1992 年全球有報告的傳染性性病個案

疾　　　　　病	1992 年之報告案例（百萬人）
滴蟲（Trichomonas）	120
披衣菌或衣原體（Chlamydia）	50
人類乳碩狀瘤病毒（Human papilloms virus; HPV）	30
淋病（Gonorrhea）	25
單純泡疹（Herpes simplex）	20
梅毒（Syhilis）	3.5
下疳（Chancroid）	2
人類免疫缺乏病毒（愛滋病的致病病毒；HIV）	1.5

物物流系統，也會幫助它們散播到世界的每一個角落！

（六）資訊設施不足

監測人類、動物及植物整個系統各部份的疾病資料，一直都不理想，當發生新興疾病的流行時，經常只侷限於某一區域的戒備；而且，人類疾病的資料庫一直都是片段不全的，更少有動物疾病的線索，違論植物疾病的資訊，更是少得可憐。

（七）適應與演化

微生物可以經由突變增加感染能力。抗藥性是微生物的適應反應，它們用多種不同的突變模式，使自己不受藥物傷害，而繼續存活。

除了抗藥性外，感染能力改變也出現在病毒進入細胞的突變模式中。以流行性感冒病毒為例，它有八節基因組（eight-segmented genome），每一個基因組都獨立存在，因此它們可以自由的進行遺傳再分配（genetic reassortment），導致其外套表面上的蛋白質紅血球凝集素（hemagglutinin, HA）抗原，及神經胺酸酶（neuramindase, NA）抗原出現不同類型。也因此流行性感冒的 A 型病毒新品種，可藉由這種方式產生新的亞型組合，我們稱為「抗原漂變」（antigenic drift）。病毒原本維持在海岸上的候鳥中，但牠們感染了農田的鴨子，而傳到豬隻中並進行遺傳再分配，經過這個過程後，新的流行性感冒 A 型病毒品種就浮現出來，並藉由豬隻傳染給人類。

　　歷史上，1918～1919 年豬流行性感冒（Swine influenza）造成 2,100 萬人喪生，比一次大戰戰死的人還多，它是屬於 H1 型的 HA；直到 1957 年亞洲型流行性感冒出現，它是屬於 H2N2 亞型；即 H2 型 HA 及 N2 型 NA；到 1968 年，香港株流行性感冒大流行，它的 HA 型為 H3 型，而在 1997 年香港爆發的「禽流感」H5N1 型，也是因為 HA 及 NA 漂變，使得人類每隔一段時間，就得面對流行性感冒的大流行！

　　除此之外，病毒的毒性也可以經由累積單一突變的發生，使 HA 及 NA 產生新品種。例如 1983 年，新品種流行性感冒病毒 H5N2 型（HA 基因上的突變，使它一個胺基酸改變）造成美國賓夕凡尼亞地

區雞隻大量死亡。而 H5N1 香港禽流感病毒上的 HA 及 NA 基因也有突變存在（可參閱 87 年 3 月號《科學月刊》〈禽流感的祕密〉）。

　　如果病毒的基因組不是分節的話，它們也可以經由基因重組，產生另外一個新興的疾病。例如西方馬腦脊髓炎（Western equine encephalomyelitis virus）與辛德比斯類病毒（Sindbia-like virus）就可以互相發生重組（根據 DNA 序列分析，可能在一百～二百年前發生）；人類 T 細胞淋巴性病毒（human T lymphotropic virus）I 型（HTLV-1）及 HTLV-II 型也會發生重組，導致它們的外膜蛋白質（envelope protein）基因發生改變，以及感染模式改變。

　　RNA 病毒要比 DNA 病毒更容易突變，這是因為 RNA 病毒合成時，所用的 RNA 聚合缺乏修改機制，導致合成時錯誤的地方無法修正，才使突變率上升；但 DNA 病毒合成時，所用的 DNA 聚合，可以修改錯誤，使得突變率降低。出血熱病毒都是負股（negative stranded）RNA 病毒，也就是說病毒要合成能製造蛋白質的正股（positive stranded）RNA 之前，要利用 RNA 聚合把負股複製出正股，也正因為 RNA 聚合的錯誤是不能修補的，所以因錯誤引起的突變就能累積下來，這就能解釋為何病毒能快速突變，適應環境。

歷史事件

　　義大利航海家哥倫布在 1492 年登上美洲新大陸後，就開啟了所謂「新世界」與「舊世界」間的交流。在十五世紀時，美洲的人口估計與歐洲的人口相差不多，約為五千～八千萬人；到了十六世紀，歐洲由於從各佔領地得到許多輸入的貨物，導致人口上升；但是，相反的在美洲雖然大量輸入奴隸，人口卻突然下降。這是因為很多疾病，由舊世界擴散到新世界的緣故。

　　許多研究希望能澄清自 1492 年以來，大西洋兩岸間疾病的交互作用及其影響。許多人相信，早在一萬五千～四萬年之前，大西洋兩岸的人種已被完全阻斷。因此，兩地的生活環境、食物、歷史事件、社會組織、醫療觀念及方式，甚至生物物種及所流行的疾病，都完全被區隔成兩套（甚至可視為更多套）與不同的病理共通性質（patholocenoses）（註）。

　　在舊世界中，歐亞洲間疾病的交流，雖然不頻繁，但始終在進行著，由西元前 500 年至西元 1300 年代，歐亞文化接觸地帶都發生著疾病的交流，例如 1347 年韃靼商隊把淋巴腺鼠疫帶到歐洲，造成黑死病流行。在美洲大陸，情況卻變得複雜，對美洲人而言，天花、麻疹、流行性感冒、瘧疾及黃熱病都是前所未見的，這些疾病

毀滅了沒有免疫力的人口，堪稱史上空前的大災難。這當然不能只怪罪疾病，美洲地區死亡率的增加，和開發礦場中危險工作環境有關。

反觀歐洲方面，似乎很少報導關於中美洲入口疾病到歐洲。其中引起爭議的就是梅毒，到底是哥倫布的人員從美洲帶入歐洲的呢？亦或是它本身一直在歐洲，以慢性感染方式存在著，而醫生們卻一直誤認為是麻瘋？或是 1492 年後的互相交流，使得兩地梅毒發生遺傳性改變？這些都有待研究澄清。

值得一提的是，歐洲雖然免受美洲大陸疾病的威脅，但因為歐洲輸入大量新世界的農作物到歐亞非，如玉米、馬鈴薯、花生與樹薯等容易生長又有食用價值的作物，這是十六世紀歐洲人口突然上升的原因之一，同時也造成社會及經濟的改變。

結語

人類的自私行為會影響大自然的運作，新興疾病的出現與人類也是息息相關（表四），聰明的人類在面對這些新興、再新的病毒時，也應該能同時體會與大自然共存的藝術。

表四：新興的疾病與人類因素

	人口侵擾	都市化	空中旅程
細菌：			
1. 疏螺旋體屬細菌（Borrelia）	×		
病毒：			
1. 登革熱（Dengue）		×	×
2. 線狀病毒（Filovirus）			×
3. 漢他病毒（Hantavirus）	×		×
4. 缺乏人類免疫病毒第一型（HIV-1）		×	×
5. 拉薩（Lassa）		×	
6. 羅斯河（Ross Rive）	×		
7. 黃熱病（Yellow fever）		×	×
原生動物（寄生蟲等）：			
1. 梨形鞭毛蟲屬（Giardia）			×
2. 瘧疾（Malaria）		×	×
3. 類圓蟲屬（Strongyloides）			×

註：病理共通性質（patholocenoses）是指在特定時代的人口中，存在著的整體
　　致病機制的客觀情況。

（2000 年 6 月號）

參考資料

1. Le Guenno, B.(1995)Emerging viruses. Sci. Am. 273(10):56-64.

2. Nathanson, N.(1997)The emergence of infectious diseases: Societal causes and conse-
quences. ASM News 63(2):83-88.

3. Vidaver, A.K.(1996)Emerging and reemerging infectious diseases: Perpectives on plants,
animals, and humans. ASM New. 62(11):583-585.

4. Vermund, S.H. and Fawal, H.(1999)Emerging infectious diseases and professional integ-
rity: Thoughts for the new millennium. Am. J. Infect. Control 27(6):497-499.

趕流行的流行性感冒

◎—劉仲康

任教於國立中山大學生物系

為什麼流行性感冒會經常反覆的流行，卻沒有有效的預防疫苗？而康復後也不能保證對下次的流行有免疫力？就讓我們來看看這個永遠在趕流行又善變的「流行性感冒病毒」吧！

相信大家都曾患過流行性感冒（influenza），而每一次得了流行性感冒，重則要在床上躺上一星期，輕則也會全身不舒服個三五天，一些抵抗力弱的老年人、幼兒、或病患甚至還會引發併發症導致死亡。到了醫院，醫生通常也只能建議多休息、多飲水，並無有效的藥物治療。大家或許會覺得奇怪，為什麼流行性感冒會經常反覆的流行，卻沒有有效的預防疫苗出現？而康復後為什麼也不能保證對下次的流行有免疫力？就讓我們來看看這個永遠在趕流行又善變的「流行性感冒病毒」吧！

流行性感冒簡介

　　流行性感冒是一種人類常見的呼吸道感染病症，病原是一種正黏液病毒科的濾過性病毒；症狀通常是發燒、全身肌肉酸痛、頭疼、咽喉發炎，偶爾還會出現咳嗽及虛弱等症狀。嚴重時則會出現細菌性的併發感染而造成死亡。一般而言，流行性感冒的死亡率並不高，通常在 1%以下；但因其傳染速率極快，往往在短時間內造成大量人口的感染，因此每年死亡的人數也相當多。此外，感染流行性感冒會引起身體不適，往往需要臥床靜養數天方能痊癒，因此對於工作的生產力影響極大，是人類的重要傳染病之一。

流行性感冒有別於普通感冒

　　一般人常對於流行性感冒與普通感冒（common cold）感到混淆，二者究竟有何不同呢？雖然二者在某些症狀上有類似的地方，但在症狀的輕重上、發生頻率上、以及致病病原都有所差異。表一列出二者的一些主要特徵及其比較，將有助於大家分辨這兩種感冒。

表一：流行性感冒與普通感冒之差異

症狀	普通感冒	流行性感冒
發燒	少	常見（39～40℃）
頭疼	少	常見
身體倦怠及不適	輕微	常見且較嚴重
流鼻涕	常見且量多	較不常見，量較少
喉痛	常見	少
嘔吐/腹瀉	極少	常見
病原	鼻病毒	正黏液科病毒

流行性感冒病毒

　　流行性感冒病毒可分為 A、B、C 三型，它們均為正黏液病毒科（Orthomyxoviridae）的一員，這是由於該類病毒均能侵襲呼吸道的黏膜之故而得名。病毒的遺傳物質為由單股核醣核酸（RNA）所構成的基因組（genome），且其基因組常有「分節現象」（segmentation）。A、B 二型各有八個分節，C 型則有七個分節。在其 RNA 上結合有核蛋白（nucleoprotein, NP），其外則覆有類似膜狀的套膜，此套膜的基層由一層基質蛋白（matrix protein, MP）構成，外層則是磷脂類構成的典型雙層膜狀構造；套膜上並有二種主要的抗原蛋白突起物，即血球凝集素蛋白（hemagglutinin, HA）與神經胺酵素蛋白（neuraminidase, NA）。我們對流行性感冒病毒的分類與亞型的命名

便是依據這三種蛋白質的特性（MP, HA, NA）。病毒通常為圓形，但也有時會呈現不規則狀甚或線狀。

　　病毒是經由病人打噴嚏或咳嗽噴出的飛沫而傳染給他人的。吸入後，病毒便會附著到氣管表面的黏膜上；藉由病毒表面上的血球凝集素蛋白（HA）之助，緊密結合到宿主細胞上。再經由套膜與宿主細胞膜的癒合作用（fusion）或直接經由胞噬作用（endocytosis）而進入宿主細胞。其 RNA 在宿主細胞內一方面製造病毒蛋白，一方面複製另一股 cRNA 作為模版，開始大量複製新病毒的 RNA；之後，新病毒 RNA 會與病毒蛋白結合，並陸續從宿主細胞表面以「出芽」的方式離開。脫離宿主細胞時會順便帶走一片宿主細胞膜（其上已附有病毒蛋白，如 HA, NA 等），而此順便帶走的細胞膜就成為所謂的新病毒的「套膜」了。

為什麼不打預防針？

　　當我們感染病毒或細菌後，體內通常會針對這些外來微生物表面的蛋白質（即抗原）產生可與之結合的抗體；而當下次在感染相同的病原時，此抗體便會與之結合，而使此病原微生物不活化且易於被我們體內的白血球所吞噬消滅掉；此即一般所謂的免疫原理。而預防注射便是設法做出一些不活化的病原微生物（可能為死的，

也可能為活的）或其表面蛋白的疫苗，將之注射到體內去誘發抗體的產生，來增強我們對抗某一疾病的抵抗力。現在有許多的疾病都可用預防注射疫苗的方式來達到預防的效果，例如小兒麻痺症、白喉、破傷風……等。有些疫苗注射後會產生終生免疫的效果；有些疫苗的效期則有限，每隔數年必須追加注射，以便使我們對該病的免疫力維持在一定的水準之上。因此預防注射是我們人類醫藥保健上很重要的一件工作。

如前所述，既然流行性感冒會造成人類的大規模感染，為什麼科學家不發展疫苗來作預防注射呢？答案是，有的。科學家們為了對抗流行性感冒的確已做出了預防注射的疫苗，但是其應用效果卻很有限，而無法作大規模的普遍施行。為什麼這個辛苦開發出來的疫苗成效不彰呢？原來，流行性感冒病毒是一種「善變」的病毒，它經常會改變其套膜上 HA 與 NA 蛋白的結構。例如某次流行的病毒表面蛋白是 H1N1 型，而下一次流行時其表面蛋白可能已經改變成 H3N2 型了；因此科學家好不容易才製造出來對抗 H1N1 的疫苗對於下次流行的H3N2 型卻毫無用武之地！此外，注射疫苗後產生的免疫力也只能維持一、二年，無法產生長期預防的效果。以上種種都是造成預防注射效果有限的原因。目前醫藥界則建議一些高風險的人例如六十五歲以上老人、罹患長期肺部慢性疾病者、以及醫生護士

等醫療人員，應於每年流行季節之前施以預防注射。

我變，我變，我變變變

　　流行性感冒病毒會經由二種巧妙的方式來改變其套膜上的表面蛋白結構，因此可以有效逃避宿主的免疫反應：

抗原漂移

　　一個生物細胞在複製其核酸遺傳物質（DNA 或 RNA）時，最重要的就是要能精確而無錯誤的將其上的密碼忠實的複製，並傳給下一代。一般以 DNA 為遺傳物質的生物是以 DNA 聚合酵素來進行其 DNA 的複製工作；為了確保複製的精確無誤，DNA 聚合酵素不但能高效率的進行聚合複製，同時也具備「校讀」（spell-checking）的功能。它可以自行偵檢複製時是否發生錯誤，並立即加以校正。因此所複製出來的新 DNA 會與原先的舊 DNA 完全相同，以確保物種的遺傳特性是相同的。然而，流行性感冒病毒的遺傳物質是 RNA，在複製過程中所用的酵素是一種 RNA 聚合酵素。此酵素的功用是複製 RNA，但與前者不同的是，它沒有「校讀」的能力。因此所複製出來的新 RNA 會有較多的「點突變」（point mutation）。對 RNA 病毒而言，最壞的情況是該突變造成病毒重要基因的改變而不能存活；

但在某些情況下，這些突變並不致命，但卻造成病毒一些特性的改變，例如表面蛋白結構的不同。由於表面蛋白改變了，因此宿主的舊抗原便無法辨認此病毒，而使其逃避掉宿主免疫系統的辨識。這種因點突變造成表面抗原蛋白改變的現象便稱為「抗原漂移」（antigenic drift）。這是流行性感冒病毒對抗宿主免疫系統的第一項秘密武器。

抗原轉移

目前此現象只發生在 A 型流行性感冒病毒上。這種情形是發生在二種不同品系的病毒同時感染一個宿主時，其基因在宿主細胞內發生基因重組的現象，亦即二品系的病毒基因彼此交換一段 RNA 遺傳物質，因此大為增加了表面蛋白的變異速度與變異程度。當然，該病毒的抗原性也會大幅轉變，而使宿主免疫系統無法辨認它了，此即「抗原轉移」（antigenic shift）現象。而 A 型流行性感冒病毒的另一項秘密武器是其 RNA 具有「分節」的現象，因此可使得具有八個分節的病毒不但易於存活在較高的基因變異之下，同時也增加其基因重組的機會。在這雙重條件之下，新品系的 A 型病毒很快便可發展出來，使得宿主的免疫系統對其防不勝防，而無可奈何了。

由於流行性感冒病毒的表面抗原蛋白是如此的多變，使得宿主

此次產生的抗體不能對抗下一次其他型侵襲的病毒,因此我們病後的免疫力並不能保證使我們免於下一次的感染;這也是為什麼科學家無法大規模的來製造疫苗去進行預防注射的原因。

自然界宿主與流行病學

B 型與 C 型流行性感冒病毒的主要宿主是人類,但也有記錄顯示可從豬身上分離出此二型的病毒,至於 A 型病毒則可從許多溫血動物身上分離出來。

基本上,A 型病毒原先是一種鳥類的病毒,經由跨種族而傳染到哺乳動物的。一般鴨類族群被認為是自然界中 A 型流行性感冒病毒的最主要宿主,一年四季均可從鴨族群中分離出此病毒。此病毒可傳染給許多其他的溫血哺乳動物,例如人類、豬、馬、牛等,甚至尚可傳染到一些海洋哺乳類,如鯨、海豹等。而在實驗室中,也可經由人為的方法傳染給兔及鼠類。通常科學家們於實驗室中對於此病毒的保存與培養則以雞胚培養法最為方便。

A 型流行性感冒通常每隔十～十五年便會有一次全球性的大流行,且此病毒通常是以全新的 HA 及 NA 表面蛋白出現(經由前述的抗原轉移作用而來);而期間每隔二年則會出現較小規模的地方性流行,其表面蛋白的變異性則較小(經由抗原漂移作用而產生)。

由於每隔十餘年的全球性大流行所造成的感染層面非常廣泛，對人類的經濟影響亦極為鉅大，因此各國在大流行前莫不嚴陣以待。而聯合國世界衛生組織（WHO）也建立了一個全球性的監視網，定期追蹤病毒的轉型變化及預測下次流行的可能品系，以便提早製造疫苗，供一些老人、兒童、及抵抗力較弱的人們作預防接種。歷史上有記錄的大流行情形如表二。

其中以 1918 年那次的全球性大流行最為嚴重，超過二千萬的人口於短短一百二十天的流行期間喪命於該次感染，此數字遠超過當時的第一次世界大戰死亡人數。其中光印度一地便死亡了一千二百五十萬人，美國也病喪了五十萬人，而其中阿拉斯加一地更有超過

表二：歷史上幾次大規模的流行性感冒大流行

年代	病毒品系	備 註
1874	H3N8	
1890	H2N2	全球性大流行
1902	H3N2	
1918	H1N1	全球性大流行
1933	H1N1	病毒首次被分離出來
1947	H1N1	偵測出表面抗原有差異
1957	H2N2	「亞洲型」全球性大流行
1968	H3N2	「香港型」全球性大流行
1976	H1N1	「豬型」非地方性大流行
1977	H1N1 + H3N2	「蘇俄型」地方性大流行

半數的人口死於該次流行。最嚴重的一週（1918 年 10 月 23 日），美國便有二萬一千人死於該病；這是美國有史以來最高的一週死亡人數。從上述一些令人怵目驚心的統計數字，我們可以想像當時大流行的情況及其對人類所造成的損失。幸好，以後的大流行規模及死亡人數都沒有這麼嚴重了；但是人們對其仍不可掉以輕心，除了要經常追蹤病毒品系的變化之外，科學家們也在努力的朝疫苗製造及療病藥品的開發去努力，期使在每一次的大流行中，使損失減至最輕。

（1997 年 4 月號）

感染人類的禽流感病毒

◎──王金和

任教於臺灣大學獸醫專業學院

香港於去年（1997）5 月發生幼童感染禽流感病毒而致死的病例，引起大家的
恐慌，也使得香港一百多萬隻雞遭到撲殺的命運。為什麼這種原本感染家禽
的病毒會感染給人類？請看本文的介紹。

香港 1997 年五月發生幼童感染禽流感病毒而致死的病例，這種原
本感染家禽的毒株為何會感染人？引起了大家的恐慌。所幸人
類之間的傳染機率甚低，香港政府又於 12 月 29 日動員一千五百人、
兩百五十輛車，二天內撲殺所有雞隻一千三百餘噸，才使事件逐漸
平息。香港瑪莉皇后醫院與美國疾病控制中心研究人員將該病毒分
離，並將其特性發表於今年（1998）1 月的《科學》（Science）雜
誌，看科學雜誌者總算少數，看新聞的大眾占絕大多數，因此本來
逐漸平息的禽流感又給 3 月的《時代》（Time）雜誌挑起，《時代》
雜誌預測禽流感可以殺死全世界六千萬人，這是真的嗎？

病毒特性

　　家禽流行性感冒病毒（Avian influenza, AI, 圖一）屬正黏液病毒科（Orthomyxoviridae），因病毒具有包膜，對外界的抵抗力不強。在糞便中的病毒 4℃下可存活三十天，20℃下僅存活七天。在 pH

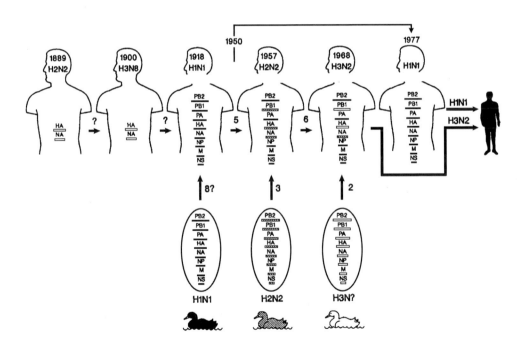

圖一：家禽流行性感冒病毒。左圖為電子顯微鏡照片。右圖為示意圖，病毒含八節 RNA 基因，分別轉譯成不同蛋白質，病毒外膜有 HA 及 NA 抗原。

7～8 時尚且穩定，但在酸性環境下容易被殺滅，病毒也很容易被很多種消毒劑破壞。病毒含八節負向單股 RNA，依核蛋白（nucleocapsid）或基質抗原（matrix antigens）分為 A, B, C 三型，B、C 型只在人發現，A 型廣布於人及其他各種動物；A 型病毒又依血球凝集素抗原（hemagglutinin, HA）及神經胺酸酶抗原（neuraminidase, NA）分為許多不同亞型，目前有十五種 HA 抗原，九種 NA 抗原，兩種抗原組合在不同的病毒株中，形成很多亞型。

此病毒與一般 RNA 病毒不同，其基因需進入細胞核中複製 RNA。RNA 病毒複製錯誤沒有修正的機制，因此其遺傳基因很容易發生突變。多變異性為此病毒最重要的特性，包括抗原漂移（antigenic drift）及抗原移轉（antigenic shift）。抗原漂移乃由於 HA 或 NA 的點突變產生變異株，HA 與病毒進入細胞有關，NA 與病毒由細胞釋放有關，若發生突變皆會影響病毒的特性。在人的毒株發生較多，在鳥類的病毒不若人的病毒有免疫壓力（immunologic pressure），故發生突變較少。抗原移轉指當有二種病毒同時感染一個細胞時，病毒的八節基因可能相互分配（reassort）而產生新的變種，最多可產生二百五十六種新的不同子代，子代具有各種不同的蛋白質，成為各種不同的亞型。

流行性感冒病毒之宿主範圍

流行性感冒病毒之宿主範圍主要由 HA 決定，因 HA 需與宿主細胞的接受器接合才可進入細胞中，同樣是 A 型感冒病毒依 HA 及 NA 之不同而分為很多亞型，感染人類者只有 H1、H2 或 H3。感染禽類類而引起高死亡率的為 H5 或 H7。HA 或 NA 之突變可導致抗原性改變之變異株產生，人體內的抗體無法保護這些變異株的感染而造成流行及死亡。存在鳥類及其他動物的十五種 HA 亞型及九種 NA 亞型會與人類 A 型病毒互相交換基因片斷。鳥類來源的病毒不會在人體內繁殖及造成疾病，有報告者只有 H7 引起的兩個病例。在中國南方，農民血清抗體對雞源病毒的陽性率由1%至38%，其中對H5亞型抗體占 7%。反之，1983 年美國賓州暴發 H5 雞瘟時飼養的雞農沒有對 H5 亞型的抗體。

病毒的演變

歷史上人類發生幾次流行性感冒大流行都與鳥類有關，因人類來源的病毒與鳥類來源的病毒發生基因交換而產生新的變種，最主要交換病毒的來源為野生水禽類；如 1918 大流行的西班牙型感冒病毒（H1N1）可能包含了八節鳥類來源的基因；1957 大流行的亞洲型

感冒病毒（H2N2）包含了三節鳥類來源的基因；1968 大流行的香港型感冒病毒（H3N2）包含了兩節鳥類來源的基因（圖二）。在人類病毒的演變上，鳥類一直扮演著重要的角色。

除了上述提供交換的基因外，事實上禽類的 A 型病毒是不會輕易感染人類的，因為人類的細胞沒有該病毒的接受器。一般感染人類的 A 型病毒是不會引起雞隻大量發病死亡；因此同為 A 型流行性感冒病毒，人是人、雞是雞，分屬不同亞型。此次香港發生人感染 H5N1 亞型為原本感染禽類的病毒，這是頭一次由人體分離出此種病毒。世界衛生組織進行該病毒的基因分析，發現該病毒的全部基因皆由禽鳥而來，沒有像 1918 年、1957 年和 1968 年發生大流行的 A 型流感病毒混合了人類與鳥類的病毒基因。雖已證實此禽病毒沒有與人類流感病毒基因發生交換的現象，但是否禽病毒經由點突變而產生與人接受器接合部位改變的突變種，則有待證實。

為了了解人與人之間傳染的現象，世界衛生組織檢測該地區暴露群五百零二人的血清樣本，只有九人呈抗 H5N1 病毒陽性抗體；陽性的九人皆來自暴露群的養雞場工作人員、病童家人、病患醫護人員及實驗室工作人員等；反之，非暴露群的四百一十九人，血中全無抗 H5N1 的抗體。因此斷定暴露於感染雞群，直接接觸病毒及直接接觸病人有可能被感染。然世界衛生組織的人員宣稱，現階段若有

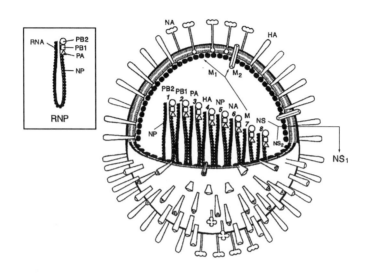

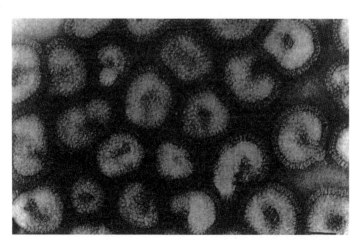

圖二：歷史上人類發生三次流行性感冒大流行皆與水禽來源的基因發生交換。

人與人之間的傳染，其傳染力甚低，因血清抗體陽性比率不高之故。

HA 被切開才具感染力

　　HA0 被切開成 HA1 及 HA2，其 HA 在粗內質網（rER）合成，N 端有疏水性的序列引導，HA 在 rER 醣化，形成三合體，運送至細胞膜時被切為 HA1（分子量約 47,000）及 HA2（分子量約為 29,000），被切開的 HA 才具有病原性，因 HA2 N 端之疏水性的融合蛋白才可以形成游離端，在酸性環境中與細包膜接觸而進行融合。細胞內的要將 HA 切開與辨識 HA1 C 端之胺基酸序列有關，AI 高病原性毒株，其 HA1 之 C 端之切割位含四～六個鹼性胺基酸。非高病原性毒株只含單個精胺酸（arginine），前者可被很多種細胞的切開，因此，病毒可散布至全身，而導到死亡。後者只為胰蛋白（trypsin）切開，而胰蛋白只在呼吸道及消化道上皮細胞有之，所以病毒只侷限在呼吸道及消化道繁殖，無法擴及全身，而為非高病原性毒株。所有感染人的病毒株之 HA 切割位只含單個鹼性胺基酸，因此不屬於高病原性。

HA 突變影響病原性之實例

　　1993 年 H5N2 家禽流行性感冒病毒引起墨西哥雞隻發病，死亡率

升高，至 1994 年五月才首次分離出病毒。但此分離株對 SPF 雞無病原性，且其 HA 切割位胺基酸序列為弱毒株，此時此病毒已散布至全國各地。至 1995 年初病毒 HA 切割位插入兩個鹼性胺基酸，轉變為強毒，並已擴散至各地，造成嚴重的損失。

除了上述 HA1 C 端之胺基酸序列影響外，HA1 N 端之胺基酸醣化亦會影響毒力，如 1983 年賓州發生高病原性家禽流行性感冒（H5N2）病例，非病原性的毒株在 HA 第十一個胺基酸為天冬醯胺（asparagine），含一醣化支鏈，此支鏈在立體位置靠近切割位，因此干擾細胞蛋白的切割，使病毒呈低病原性的。後來的毒株因該部位發生點突變，失去醣化功能使切割位易被蛋白切割，因此轉變為高病原性毒株。此次暴爆發使美國撲殺一千七百萬隻雞，損失六千萬美元。

香港首先發現人感染禽流感病毒

1997 年 5 月 9 日，香港有一健康的三歲男童，突然喉痛，乾咳及發燒，該男童被診斷為咽喉炎並給予抗生素及阿斯匹靈，但症狀並未改善，5 月 15 日該病童開始住院，發燒（腋溫 39℃）及不安（irritable），白血球減少（每毫升血液中二千個白血球），次日轉院並出現血氧過少、呼吸困難、反應遲鈍、但胸部 X 光正常、腦部檢查並無

發炎。經輔助呼吸及給予廣效性抗生素無效，該病童呼吸衰竭、腎衰竭及全身性血管內凝固病變（disseminated intravascular coagulopathy），而於 5 月 21 日死亡。屍解於肝、腎示微血管脂肪浸潤及雷氏症（Rey's syndrome）等流行性感冒的病變。發病後十天氣管抽液進行培養，接種後 2～3 天在 MDCK（Madin Darby Canine Kidney）細胞及恆河猴細胞（LLC-MK2）形成 CPE，病毒以單源抗體螢光染色法確定為 A 型流行性感冒病毒，命名為 A／Hong Kong／156／97，病毒無法被 H1，H3 抗體抑制，只可被 A／Tern／South Africa／61（H5N3）抗體抑制，因此証明為 H5 亞型。病毒對金剛胺（amantadine）有感受性，以聚合連鎖反應（polymerase chain reaction, PCR）証明此病毒為 H5N1 亞型，序列分析知 HA1 及 HA2 的切割位有多個鹼性胺基酸（Arg-Lys-Lys-Arg），另切割位旁插入四個胺基酸序列中有三個為鹼性胺基酸（Arg-Gln-Arg-Arg），屬高病原性毒株。至撲殺雞前香港的病例數已增至十八個，其中六人死亡，撲殺雞後，無新病例發生。

結語

　　引起人類流行性感冒有 H1、H2、H3 亞型，其病毒 HA1 的 C 端皆只含一個精胺酸，因此，病毒只有在呼吸道及消化道繁殖，其引

起的症狀也只限於此二系統。而引起禽類的高病原性流行性感冒（H5, H7），其 HA1 之 C 端含多個鹼性胺基酸，病毒可以到雞隻全身各臟器繁殖，而導致家禽大量死亡，屬於高病原性毒株。事實上感染禽類高病原性毒株是不易感染人的，因人體細胞表面沒有家禽流行性感冒病毒的接受器。若高病原性家禽流行性感冒病毒因與接受器結合部位的序列發生突變而可感染人，因其具有高病原性序列，病毒可能散布全身，而導致人的大量死亡，其後果將不堪設想。

（1998 年 5 月號）

參考資料

1. Horimoto, T., Origin and molecular changes associated with emergence of a highly pathogenic H5N2 influenza virus in Mexico, Virology, 213:223, 1995.
2. Kawaoka, Y., Is virulence of H5N2 influenza viruses in chickens associated with loss of carbohydrate from the hemagglutinin? Virology, 139:303, 1984.
3. Subbarao, K., Characterization of an avian influenza A(H5N1) virus isolated from a child with a fatal respiratory illness, Science, 279:393, 1998.

禽流感
——趕流情

◎—江建勳

任教世新大學通識教育中心

美國威斯康辛大學的研究小組調查，1997 年香港致死性禽流感爆發的原因發現，流行性感冒病毒雖然會感染人、豬、鳥類等。但香港爆發的疫病是第一個流行性感冒病毒直接由雞隻跳越至人類的有記錄案例。

香港人的驚恐

2002年2月，香港新界吳家圍養雞場、錦田養雞場和荃灣的一處傳統市場都曾發生禽類動物流行性感冒（又稱雞瘟，簡稱禽流感），當時香港政府立刻下令關閉這兩所養雞場，並在數天內用一氧化二氮氣體毒殺了將近二十萬隻雞，雖然衛生官員向香港居民保證這次的禽流感病毒株不會感染人類，但衛生主管機構仍然擔心可能引起流行性疾病而絲毫不敢放鬆。大部分的香港菜市場雖然仍有販賣雞隻，但許多消費者都表示他們不願冒任何危險，一位家庭主

婦甚至表示：「我愛吃雞肉，幾乎每餐皆備，尤其是農曆新年時。但目前的情況下，我不得不避雞而遠之。」雞肉在香港是很受人們喜愛的食物，居民每天平均要吃掉大約十萬隻雞，農曆新年時還會增加30%。平常一位市場雞販一小時內通常可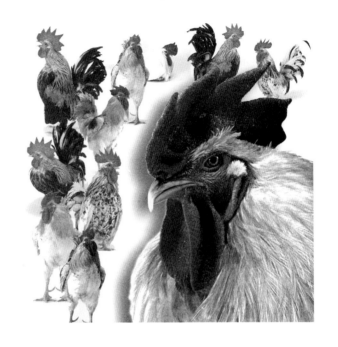以賣出一百隻雞，如今卻只能賣出十隻，面對五年內第三起的禽病毒疫情爆發，香港總督董建華也呼籲要找出一個「長期的解決方案」。

　　香港在五年內就爆發了三次（1997 年、2001 年、2002 年）的禽流感（Avian Flu or Bird Flu），香港政府不但屠宰了所有香港島及新界的數百萬隻禽類動物（主要是雞），就連零售市場裏與雞關在一起的鵝與鴨都不得倖免。第一次禽流感爆發時（1997 年），還有十

八個人受到一種禽病毒株 H5N1 的感染，多人住進加護病房數個月，其中有六個人死亡。其後經檢測四百七十三位與發病病人接觸過的人的血液檢體，證明某些人暴露於 H5N1 病毒後，會產生抗體但不會產生嚴重症狀。H5N1 病毒並非經由空氣傳染，且只有在活體雞之間才會互相傳染，死雞則不會，而 H5N1 病毒有許多種類，其中大部分都不會感染人類。當時全香港一共有一百四十萬隻雞被放進塑膠袋裏用二氧化碳毒殺，屍體消毒後再棄置於新界的八個垃圾場中。屠宰的範圍包括香港的一百六十所養雞場、三十九所混合家禽場及二處批發市場，對香港的經濟與社會造成相當大的衝擊。根據新聞報導，香港政府一共賠償了五百萬元港幣，對象包括養雞業所雇用的數千名員工。由於香港政府宣稱，撲殺所有的禽類動物是為了防止禽流感病毒的擴散，同時表示花錢不是問題，政府只關心大眾的公共衛生與健康問題；但業者卻批評新聞界將禽流感事件炒得太大，因而摧毀了養雞業。香港醫院也加強警覺，勸導需接觸流行性感冒病患的醫事人員都要戴上口罩，以免被感染、也變成受害者，因為這可不是普通的感冒，是會要人命的可怕疾病。

2001 年的感染原是一種新型的、以往未檢測出的雞隻病毒株，它的毒性十分強大，二十四小時內就殺死了位在不同地區三處市場裏的八百隻雞。最後香港政府總計屠宰了一百三十七萬隻禽類動物

（包括八十五萬隻雞、十四萬隻鴿子與七萬隻鵪鶉，另外還有鵝和鴨等家禽），造成超過一百三十處市場關閉。

而為防止疫情爆發，日本、南韓及菲律賓都禁止由香港進口雞隻，臺灣甚至對由香港來臺的旅客進行檢驗，同時要求養雞場用網子蓋起來，以防移行鳥類散播病毒。經過科學家以基因定序檢驗發現，這次的病毒株（少數屬於H5病毒株）與1997年時引起疾病流行的病毒株（H5N1）不同，但衛生主管官員擔心這種病毒可能會與其他病毒混合，進而影響人類，因此有必要徹底摧毀所有在市場裏徘徊的病毒，減少病毒因突變而產生可能感染人類的病毒株。且此時香港雖然已經解除了由大陸進口活雞的禁令，但仍然持續對雞隻監測是否感染禽流感病毒，因此所有由深圳運來的雞隻都被關在密封的板條箱裏，通關時還需經過檢驗以確保其能安全販賣──當雞隻到達邊界時，由工作人員從每車中任意挑選十四隻雞來抽血檢驗，需證明其未感染禽流感病毒才可放行。香港政府農業、魚產及保護署表示，實驗室工作人員將繼續檢測更多的雞隻。

由於人們只要一聽說又有禽流感發生，就會馬上停止食用雞肉，餐廳裏與雞相關的各式菜餚都會消失、不見蹤影，遊客人數也大幅減少，引起國際矚目。故這次香港政府據估計需賠償雞商與養雞人一千三百萬元港幣，雞隻價格更是直線下滑，但還是沒人要

買，香港最大批發市場雞隻買賣的數目就下滑超過 60%。病毒學家更呼籲，人們若產生感冒症狀就應立刻就醫。第二次禽流感的爆發讓香港政府有理由改變處理活禽類動物的販賣方式，並考慮停發公共市場販賣活禽類動物的新執照——這是朝向集中式屠宰系統規畫的第一步，但養雞業者認為這種方式將會扼殺相關業界的生機，至少二萬人會受這種改變的影響。

專家表示，1997 年時香港禽病毒 H5N1 傳染至人類最有可能的因素為：

（一）家禽批發市場及零售市場內雞籠的衛生狀況不良。

（二）市場與雞籠離大部分居民的住家生活及活動場所過近。

（三）沒有集中式雞隻屠宰廠，而零售市場裏宰殺雞隻的方法則十分落伍。

（四）由中國大陸輸入雞隻至香港時，沒有監測系統可保證公共衛生安全。

（五）地區性雞隻飼養場的衛生標準不佳。

世界衛生組織的關切

1998 年，世界衛生組織與美國疾病管制中心的十四人小組曾前往大陸南部的廣東省訪查養雞場。依據世界衛生組織的標準，當時

的疾病傳染程度還不構成所謂的流行性疾病，因此無須限制香港旅客出、入境，大陸的衛生專家也展開行動追蹤香港禽流感病毒株的源頭。香港禽流感之所以會引發

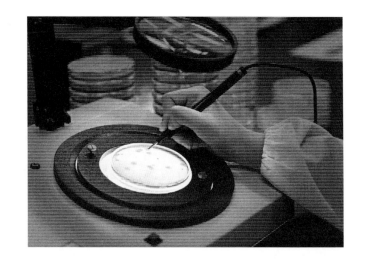

全世界疫病流行的恐懼，是因為科學家擔心此種病毒（以往只發生於雞隻）可能會突變，形成一種可以在人與人之間感染的新病毒株；世界衛生組織的科學家懷疑該病毒來自大陸南部，但被大陸有關當局強烈否認。根據一項研究顯示：香港禽流感與西班牙流行性感冒間有部分相似之處，香港及美國疾病管制中心的科學家認為，這種新型的禽病毒（A 型流行性感冒病毒株 H5N1）是一種高度危險的病毒株，根據他們發表在《科學》期刊中的論文指出：從病毒蛋白質組成胺基酸的排列顯示，這是一種「高度致病性禽類動物 A 型流行性感冒病毒」，1918 年西班牙的病毒中亦可見到相同的構造。

領導該項研究的美國疾病管制中心分子遺傳實驗室主任 Kanta

Subbarao表示，他們認為人類A型流行性感冒病毒若混合了禽流感病毒的基因，將會產生致命性的混合種病毒株。由於流行於全世界的流行性感冒會由個別單一的病例引發，此時若禽類或豬的流行性感冒病毒已適應人體，或經過一段時間與在人體循環的 A 型流行性感冒病毒間發生遺傳性質再混合的情況，另一種情況為流行性感冒病毒引起急速、爆發性擴散，病毒來自中間宿主並產生再混合的現象。由於此類病毒是全新種類，人類對此幾乎完全沒有免疫性，因為當病毒由一種動物傳染至另一種動物時，會轉換遺傳密碼、產生新的病毒株，而大部分在禽類動物身上極為危險的禽病毒，在人體內卻不能有效複製，但有時某些因遺傳突變而產生的新病毒則會危害免疫力較低的人，因而產生疾病大流行的威脅。

禽類動物病毒

　　我們早已知道：野鳥身上巡迴、傳播著許多種流行性感冒病毒，但只有兩種會感染人類，其中 A 型流行性感冒病毒的兩種亞型為 H5N1 及 H9N2，1997 年香港有人死於病毒株為 H5N1 的禽流感，1999 年 3 月又有兩起人類感染 H9N2 病毒株的病例發生於香港，雖然目前還無法確知每位病患是如何被感染的，但最可能的情況是病人曾直接暴露於得病的雞隻中，因而感染禽病毒，但目前為止，並沒

有證據顯示該疾病曾廣泛擴散，也無法證明以上兩種病毒株會引起人與人間的傳染。至於最近一次爆發的香港疫情則是由不同的病毒株所引起的，不會對人造成危險。由於 A 型流行性感冒（H5N1）的症狀與其他流行性感冒極為類似，通常為發燒、身體不舒服、肌肉疼痛、喉嚨痛及咳嗽等，但某些病人則會產生結合膜炎、多重器官衰竭甚至死亡。

美國威斯康辛大學 Yoshihiro Kawaoka 領導的研究小組調查 1997 年香港致死性禽流感爆發的原因發現，流行性感冒病毒雖然會感染人、豬、某些鳥類、馬及海豹，但香港爆發的疫病是第一個流行性感冒病毒直接由雞隻跳越至人類的有記錄案例。而根據 Kawaoka 的研究小組利用實驗小鼠的研究結果顯示：病毒基因只要發生微小的變異，就可以造成某些特別惡毒的病毒株，由於流行性感冒病毒會持續突變，因此只要少許變異就能使非致病性病毒變成高度致病性，故科學家必須假設，任何新病毒株或亞型產生疫病流行時，都可能對人類造成危險。

歷史上的大瘟疫──流行性感冒大流行

一般人通常不認為流行性感冒對健康的年輕人是個大威脅，但是對 1918 年的流行性感冒大流行猶有記憶的人卻不會如此想──第

一次世界大戰結束時，西班牙爆發了流行性感冒大流行，至少造成三千萬人死亡；當時由於戰爭衝突的影響，導致人口在不同地區間大量流動遷移，這種流行性感冒病毒也隨之周遊列國，起初許多年輕、健康的男人是因為戰爭本身的殘酷而凋亡，但疾病的禍害使得死亡率持續上升，就連美國也有六十萬人、英國也有二十八萬人因感染流行性感冒相關疾病而死去，其中以西班牙人的情況最為慘重，共有八百萬人病死，故被稱為西班牙流行性感冒。不過人們也從這次疾病的流行中學到一些教訓，有助於世界性流行性感冒爆發監測工作的開始進行，對於「下一次大流行」發生時的警訊也可及早發布。科學家表示，毒性最大的流行性感冒病毒株似乎是病毒細胞內混有動物 DNA 的病毒，因為這種情況似乎讓人體的免疫系統對其感到困惑，必須花更長的時間來調適，病毒於是得到更多機會大肆蹂躪，使人體力衰落，並清出一條通道，引發其他更危險的疾病。而自從 1918 年以來，全世界又有兩次流行性感冒大流行的記錄，一次在 1957 年，另一次在 1968 年，兩次都造成全球數百萬人死亡。

位於英國倫敦國家醫學研究院內的世界衛生組織流行性感冒中心的主任 Alan Hay 表示：「我們無法預測何時另一種奇特的病毒會降臨，我們所能預言的是這個情況一定會發生。」由於大部分的流感病毒株都是現有病毒的微小變異種，而會造成大流行的病毒株則

是已經產生遺傳變異，若這種病毒具有容易感染人類的能力時就會變得極端危險。

　　無論如何，已有證據指出：若病毒十分惡毒時，它們在人與人之間將變得特別容易傳播；再加上現代國際間旅行的人數暴增，這意味著理論上幾天內新型病毒就可以在全世界國與國之間傳播開了。

　　幸好由於疫苗學的進步，使得因罹患流行性感冒而死亡的人數大為減少。而衛生機構最關切的是人們如何被流行性感冒病毒侵犯，但這卻是冬天裏無法避免的事，且完全不能預測──流行性感冒流行的季節始於 10 月，病毒的數量則在 10 月至第二年 3 月間達到高峰；由於不像其他疾病，流行性感冒的發生沒有週期性，因此無法預測第二次流行何時將會到來。故醫學專家對流行性感冒最頭痛的問題還是在於：它沒有模式可循，也不知道發生的機率為何。

西班牙流行性感冒的成因與考古

　　豬與人流行性感冒病毒的遺傳物質混合，造成人類歷史上死亡最慘重的一次疫病爆發，就是 1918 年的「西班牙流行性感冒」世界大流行。在 1991 年 9 月 6 日出刊的《Science》期刊中，澳洲國立坎培拉大學的科學家表示，引起 1918 年疫病流行的病毒中有個關鍵基因是個雜種，是豬及人流行性感冒病毒基因序列交雜在一起產生

的，這種「再重組」的現象可以解釋為何這次疫病的爆發如此猛烈。而了解過去流行性感冒爆發的原因，就成為探索與學習未來疫病再度流行的最重要資訊。

引發 1918 年西班牙流行性感冒的病毒在疾病流行時並未保存下來，長久以來人們相信這在科學研究上已經失去蹤影了。但 1997 年美國的科學家卻在一位女性病患（屍骨埋於阿拉斯加的永凍土裏）的身上找到某些相同病毒的遺傳物質，又從死於疫病大流行的兩位美國士兵身上取得檢體，這些科學家重建該病毒的部分遺傳數據，同時與其他流行性感冒病毒株相比較，但可惜這次分析的結果並未能揭發引起這種大流行的原因及情況為何會變得如此糟糕的原因。不過 Gibbs 與同事 John Amstrong 及 Adrian Gibbs 發現其中一個病毒基因實際上是個雜種，是由兩種流行性感冒病毒株部分基因重組的，而這兩種病毒早在大流行發生之前就已經存在了。

Mark Gibbs 表示，這個基因是在病毒複製的時候形成的，這種特別基因的改變會使動物的免疫系統（擊退疾病的系統）認不出病毒，同時增強病毒的毒性。當宿主（豬或人）在同一時間被兩種病毒株感染時，就會產生基因重組的現象——當這兩種病毒在宿主的細胞裏相遇時，就會以一種「複製錯誤」的模式產生混合物。在 1918 年的流行性感冒大流行時，大約每四十位受感染的病人中有一

人會死亡，目前的流行性感冒病毒株的致死率則大約是 1／25,000，但我們仍需特別警覺為何某些病毒株的毒性比其他病毒株大得多，因為這將有助於醫學治療，藉由抗病毒藥物來控制病毒，或幫助我們認出具威脅性的新疾病爆發。

禽病毒的傳播

在香港這種人口稠密的城市中有超過六百萬個居民，恐懼散播的速度要比禽病毒本身還要快。香港中文大學微生物系的 John Tam 教授就形容說：「這真令人害怕，當人們知道所發生的事時，驚怖恐懼就形成了。」Tam 教授是 1997 年禽流感爆發時指導香港政府採取行動的團隊成員之一，他回想當時，某些病人必須急救好幾次，傳染的情況非常嚴重，最糟糕的是連醫生也不知道病原在哪裏和它是否會在人與人之間傳染。

結果發現禽流感病毒雖然會在人與人之間傳染，不過效率並不高。Tam 教授表示，最初的禽流感爆發於香港新界的養雞場，而新界與中國比鄰，中國每年都出口數百萬隻活雞到香港。而其實在還沒有人被感染之前，就已經在雞隻中檢測出病毒，且證明其傳染性極強，致病率達百分之百。但是當時的衛生主管機構一點也沒有警覺，因為從來沒有人會想到，一種禽類動物病毒竟會穿越物種障礙

傳染給人類。當時在大陸的廣東省分離出禽流感病毒株 H5N1，這種病毒對鴨及鵝都無害，且病毒雖然很容易適應宿主，但仍然需要特別條件，其遺傳組成才會產生變異、對人類造成傷害。

而 H5N1 病毒感染人類的可疑宿主是豬，豬同時容易被禽類動物與人的流行性感冒病毒感染，有人認為 H5N1 禽流感病毒感染豬隻時，那隻豬同時也被人的流行性感冒病毒感染。Tam 教授解釋說，禽流感病毒只有八個基因，它們會以兩種方式改變自己：經由突變改變它們的基因序列，或是當兩種病毒同時感染相同細胞時，產生新病毒的某些特性。亞洲地區居民的居住場所一般都擁擠不堪，衛生條件通常也不佳，人與動物時常緊鄰而居，再加上人口眾多及對食物的偏好（活體與溫體豬肉），亞洲地區具備了所有作為培育病毒「大型試管」應有的條件。兩年前的馬來西亞尼芭病毒（Nipah virus）就是先跳越豬，然後形成人類的一場小型流行性疾病，造成超過一百人死亡，其中有許多人是在養豬廠工作。1994～1995 年間，葡萄牙布里斯斑馬的亨德拉病毒（Hendra virus，也稱為非洲馬瘟）感染了一位馬廄工人、一位馴馬師及十四匹馬，結果馬廄工人雖然存活下來了，但還是造成馴馬師的死亡。

致死性疾病的培育場所

　　病毒由動物跳越至人類完全不需要任何引薦的動作，人類免疫缺乏病毒（HIV）就是由發生於非洲猴類的猴免疫缺乏病毒（SIV）傳染得來的。非洲是一個著名的致死性疾病培育場所，包括伊波拉病毒（Ebola virus）及西尼羅病毒（West Nile Virus），後者曾於 1999年在紐約感染人類，而於 2001 年在美國許多地區（包括紐約及弗羅里達州）傳播疾病。

　　而二十世紀的三次流行性感冒大流行，其中兩次皆起源於非洲，至於第三次流行的源頭科學家則有不同的意見，而結果最慘烈的一次當然是發生於 1918 年的西班牙流行性感冒。然而也有許多人爭論，認為流行性感冒的起源是在亞洲的某地。香港大學病毒學家Malik Peiris 就表示，動物病毒跳越至人類而感染人類的病例一直增加，其中有兩件事情發生的方式是我們前所未見的：首先是地球上的人口愈來愈多；第二是為了養活這些人，我們必須以史無前例的大規模來繁殖動物，這種情況即使在現代的社會依然會發生，就如同歐洲發生人類狂牛症一般——過去一個大家族或一個村莊通常只飼養十～十五頭豬，但如今人們卻得養育數百萬頭豬，並且將其運送至世界各地；雞隻的供應也是一樣的。而這正好給了病毒一個肥

沃的育種場所及有效率的運輸系統，導致人類爆發愈來愈多的疾病——當然我們也可以阿Q的說：對於防禦自身，我們的準備比從前愈做愈好了。

禽流感流言香港版

香港中文大學教授 Thomas Chan 曾提出一個極有趣的論點：香港居民比較容易感染病毒，因為他們話講得太多，且音量太大。有60%的香港居民在過去數年內至少罹患感冒一次，而引起流行性疾病的原因是感染原停留在人們的喉嚨及呼吸道裏。他最近還寫了一篇文章討論流行性感冒對經濟的影響，文中提到由於香港的小吃店及餐廳永遠是鱗次櫛比的湊在一起，居民被迫在吵雜喧鬧聲中大聲喊叫，後果就是喉嚨被感染。他告訴路透社的記者說：當你話講得太多，而且聲音太大時，就會傷害到喉嚨。

雖然抽煙與空氣污染也容易造成許多病毒性疾病，但 Chan 卻表示，無可置疑的，香港居民喜愛熱鬧的社會生活方式對他們的健康產生有害的影響。如果一個人長時間工作後，可能會在其他時間進行社交活動，以幫助紓解壓力，但這也表示這個人可能得不到充足的時間睡眠，因而會降低身體的免疫力。這個研究的結果也發現：工作者因感染流行性感冒而病倒，導致每年生產力的損失高達港幣

三百一十億元（折合美元約四十億）。但 Chan 也發現，很難說服香港人不要再喋喋不休的亂嚼舌根。根據法國新聞社 AFP 的調查，香港居民以愛聊天出名，當地的行動電話持有率是全世界最高的。

　　臺灣與香港地理位置接近，旅客往返又密集，一旦香港發生禽流感，臺灣就不免要擔心是否會成為下一個受害者。所以每當香港一發布疫情，臺灣的衛生及農政主管機關就大感緊張，立刻發令禁止由香港進口雞隻，決戰於海外。

　　如今禽病毒居然會感染人類，並造成死亡病例，且有可能形成全球性的大瘟疫，可見畜生的問題也不容輕視。而臺灣防疫的戰略與戰術更不應由單一單位獨立作業，目前雖然有獸醫學的專家研究調查臺灣候鳥身上所攜帶的禽流感病毒，同時確實也曾發現部分候鳥帶有多種禽類動物的野外病毒株，幸好並未發現 H5N1 的蹤影。但由於部分數據是由賞鳥協會協助調查的，數據不夠專業，資料也趨老舊（1986 年 3 月～1988 年 9 月），故希望有更多專家、學者投入這個研究領域，真正實際做一些利國益民的防疫工作。千萬不可忘記科學家的預言：世界無可避免的會發生另一波流行性感冒大流行，而感冒也會造成死亡的。防疫的官員，你們準備好了嗎？

（2002 年 5 月號）

參考資料

1. 〈香港又爆發禽流感疫情〉,《中國時報》,2002.02.05。
2. "Hong Kong to kill 1 million chickens to contain 'bird flu'", CNN Health News, 1997.12.28.
3. "WHO look for bird flu source", BBC Health News, 1998.01.16.
4. "Flu: a plague in history", BBC Health News, 2000.10.26.
5. "New bird flu virus strikes Hong Kong", CNN Health News, 2001.05.16.
6. "Hong Kong flap over chicken flu outbreak", CNN Health News. 2001.05.17.
7. "Hopkins, Nic. Hong Kong: One 'flu out of the chicken's nest", CNN Health News, 2001.05.22.
8. "Hong Kong lifts poutry ban", BBC Health News, 2001.06.15.
9. "Pig, human viruses triggered 1918 flu", CNN Health News, 2001.09.07.
10. "Hong Kong chatter 'cause flu'", BBC Health News, 2002.02.01.
11. "Chickens slaughtered in HK flu scare", BBC Health News, 2002.02.05.
12. "Avian flu" , BBC Health News, 2002.02.6.

流感與禽流感

◎—張季平

任教南京東南大學醫學院

> 流感的大流行往往是突然發生的，有蔓延迅速、感染者眾、流行過程短等特徵。禽流感病毒很容易發生突變成為高致病力病毒株，一旦和人類病毒混合，就會產生新的流感病毒。

流行性感冒（下稱流感）是由流感病毒引起的急性呼吸道傳染病，主要通過飛沫傳播，具有高度的傳染性。流感的流行沒有明顯的季節性，只不過冬末春初稍稍增多而已，而且幾乎每年都會發生，或者局部爆發，或者大規模流行。在美國，每年大約會有10～20%的人感染流感，平均十一萬四千人因此住院治療。2004 年春天和 2003 年冬天，亞洲的「禽流感」更是鬧得不可開交，特別是雞和火雞等的一種烈性傳染病，可引起呼吸道感染或帶來毀滅性損害，病死率可高達 95%。在越南，已有十數人死於禽流感（究竟是哪種病毒傳染的目前還未查清楚），且原來只是在禽類流行的疾病，現在已經變成「人畜共通疾病」了，對此我們應該給予足夠的重視。

善變的流感病毒

　　流感病毒屬於正黏液病毒科（Orthomyxoviridae），含有八節單股 RNA，分子量 $2\text{-}4\times10^6$，其中鳥糞嘌呤（G）$17\sim21\%$：腺嘌呤（A）$20\sim23\%$：胞嘧啶（C）$23\sim27\%$：尿嘧啶（U）$31\sim36\%$。蛋白層（capsid）螺旋對稱，直徑 $9\sim10$ nm，具囊膜（capsule membrane）的粒子大小為 $90\sim120$nm，球狀或長圓形，具有特徵的表面突出物糖蛋白一為紅血球凝集素（hemagglutinin，簡稱 HA 或 H），另一為神經胺酸酶（neuraminidase，簡稱 NA 或 N）。流感病毒亦含類脂質和碳水化合物，對乙醚敏感，不耐熱、不耐酸。核蛋白層（nucleo-capsid）在核內形成，以發芽方式成熟（圖一）。

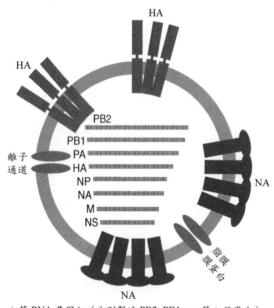

八節 RNA 基因組（分別製造 PB2, PB1……等八種蛋白）

其中血球凝集素（hemagglutinin,HA）以三聚體形式存在，與細胞膜上的受體結合；神經胺酸酶（neuraminidase,NA）以四聚體形式存在，與病毒釋出細胞有關（如圖所示）

圖一：一般流感病毒的構造（陳思穎　繪製）

　　流感病毒極易變異，

人類或動物對於變異後的病毒株缺乏免疫力，如不及時控制，容易引起爆發、流行或大流行，如 1933～1945 年病原體為流感病毒 A型，1945～1957 年就變異為 A1 型，1957～1968 年更變異為 A2 型；又如 1968 年 7 月在香港發生的一次流感流行，於六個月之內波及世界上許多國家，由一株與先前病毒株有很大抗原性差別的 A 型流感病毒（A2 ／香港／ 68）所引起，1972 年在上海地區的 A 型流感病毒流行若與 1968 年的病毒株相比，抗原特性上又有了某些變異。

　　流感病毒分為 A、B、C、D 型（Influenza virus A、B、C、D。D型也稱 Parainfluenza type I virus，副流感病毒 I 型），其中 A1 及 A2 型都是 A 型的變異。流感病毒 4 型之間沒有交叉免疫，且免疫力持續時間極短，有研究顯示，流感病患恢復後還不到半年的時間，又可感染上同型病毒。

　　流感大流行一般皆由 A 型或其亞型病毒所引起，B 型病毒通常引起局部的小流行，C 及 D 型則大多是散發病例。由於流感病毒（特別是 A 型）表面結構有紅血球凝集素和神經胺酸酶，二者可單獨變異，且各有各的抗體，大約每隔十～十五年，抗原結構就發生一次較明顯的變異。

從禽流感到流感

　　流感的大流行往往是突然發生的，有蔓延迅速、感染者眾、流行過程短等特徵。感染一般先發生在集體場所，大流行時每次約有20～40%發病，個別單位可高達50～80%。香港1997年發生的流感原來只是「禽類流行性感冒」，竟然發生在人群當中，顯然是新的突變病毒株；萬幸的是，那次沒有引發大的流行。

　　能夠引起禽類流感的病毒是屬於 H4 和 H5 等，而感染人類的流感病毒則是 H1、H2 及 H3 型。由於病毒在感染細胞之前必需附著細胞膜上的結合部位，禽類與人類流感病毒所辨認的地方不同，因此禽類流感病毒必需在中間寄主（例如豬）身上與人的病毒發生混合，才有可能產生危害人類的新品種（圖二）。尤其是 H4、H5 和 H7 等禽類流感病毒可引起嚴重感染，而表現為「高致病性禽流感」。由血清型H7N7引起的高致死率的禽流感過去稱為雞瘟（Fowl plague），國際上直到 1981 年才把雞瘟改稱禽流感（Bird influenza）。

　　H5N1 流感病毒是 A 型流感冒病毒的亞型，以前只發生在禽類，是從 1997 年 5 月香港有一個三歲男孩患病後，從其身上分離出的禽類流感病毒，這一消息是同年8月由美國疾病控制中心（CDC）公布

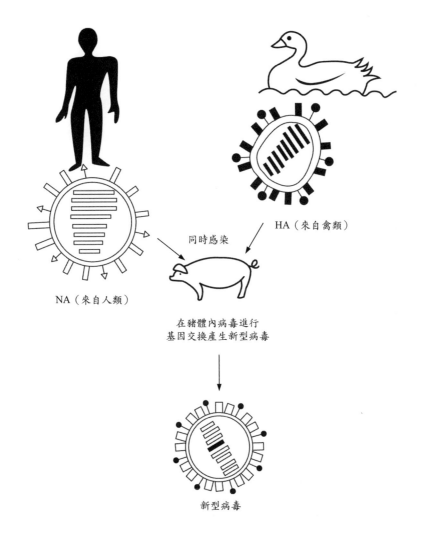

NA（來自人類）

同時感染

HA（來自禽類）

在豬體內病毒進行
基因交換產生新型病毒

新型病毒

圖二：新型流感病毒經基因交換產生的過程（陳思穎　繪製）

的。該男童後來因呼吸道感染和雷氏症候群（Reye's syndrome）死亡。那次不幸事件有十數人患病，其中六人死亡。

流感病毒遠比 SARS 更具傳染性，因為流感病毒可以在空氣中迅速傳播，而 SARS 病毒通常在近距離接觸後才會傳染，所以一旦禽流感變異為普通人類流感病毒傳播開來，其蔓延速度將大大超過 SARS。

世界衛生組織的官員表示，自從 1997 年香港流行禽類流感病毒之後，已將「H5N1 檢驗用工具套組」（H5N1 Test Kits）分送到在全世界一百一十個流感監測中心，以防止可能的全球性流行。

關於高致病性禽流感

在過去的四十年間，已爆發過十二次高致病性禽流感，其中在 1983～1995 年的十二年間曾爆發過八次。高致病性禽流感更加難以控制，給生產者和消費者都帶來一定的經濟損失，阻礙了全球養禽業的發展。只要確診為高致病性禽流感，或分離到 H5 或 H7 血清型流感病毒，就立即進行最有效的控制，限制其擴散傳播和受感染國家和地區禽產品的出口。

一般認為包括水禽在內的遷徙鳥類是禽流感的貯存宿主，此外，在亞洲、歐洲和美洲沿海一帶居留的「沙鳥」也是潛在禽流感

致病病毒的來源。在過去五年期間，已發現平胸目鳥類帶有所有九種神經胺酸酶亞型和十五種中的十二種紅血球凝集素亞型禽流感病毒。儘管這些自平胸目鳥類中初次分離出的流感病毒對雞致病力較低，但至少有一個病毒株經過傳代後其致病力可增加，從而引起商品化雞群的嚴重損失。對高致病性禽流感通常採取根除的措施來控制，包括建立快速診斷、在疫源地周邊設立檢疫機構、徹底捕殺感染的禽群等。美國賓州曾於 1984 年爆發了低致病性禽流感 H5N2，當時農業部動植物檢疫局根據 1970 年加州爆發新堡雞瘟時累積的控制經驗，對這一危害養禽業的毀滅性疾病採取一切可能的措施加以控制。

美國的例子

　　早在 1983 年夏季，從美國賓州中部商品化蛋雞群中就分離到低致病性 H5N2 禽流感病毒，病死率 0～5%，並伴有產蛋率中度下降。同年 10 月下旬，禽流感感染雞群的病死率升至 50%，且伴有高致病性禽流感典型的臨床症狀和病變。隨著對禽流感流行特性的改變和認識，採取了以往建立的一切可能措施，如毀除所有表現臨床症狀的雞群、經血清學監測為 H5N2 抗體陽性的雞群、應用抗病毒藥物（如金剛胺 Amantadine）和特異性殺流感病毒藥物、禁止使用禽流感死毒疫苗、指揮基金會補償被要求強制淘汰感染的雞群的禽主、

設立相應的國家和州級獸醫定期監測雞群、根據流感病毒的分離與鑑定作出確診、適當控制活禽鮮蛋的流通及依據禽流感的流行情況採取主動措施等。

墨西哥的例子

而 1995 年墨西哥發生高致病性禽流感 H5N2 時，由於缺乏經費未能實施強制淘汰計劃，政府採取了屠宰有臨床症狀的雞群、加強檢疫和以當地的油佐劑死毒疫苗進行預防接種。雖然接種疫苗的雞群發生自然感染時產蛋率下降不明顯、病死率也不高，然而從其中仍可分離到禽流感病毒。以上這些結果表明，即使存在 H5N2 抗體的免疫雞群，仍不免有活著的禽流感病毒。

巴基斯坦的例子

1995 年巴基斯坦北部爆發了區域性高致病禽流感 H7N3，受感染的種雞群病死率高達 90%，由於缺乏生物安全設施，致使流行迅速擴散，於是該國政府實施免疫接種計劃──使用當地研製的同源疫苗進行緊急接種，同時將雞群隔離封鎖在一定區域，這樣既可迅速減少臨床症狀的出現和損失，又可將禽流感儘可能地封鎖在某一區域內。

對於發生低或中等致病力禽流感的國家，也應採取徹底淘汰的措施，當然這有賴於充足的專項經費。至於高致病性禽流感（如1985、1992 和 1994 年澳大利亞零星發生的禽流感），應採取淘汰和補償損失的措施。通過全面深入的監測，發現大量野生鳥類宿主、外來鳥和家養寵物鳥，則需要單獨進行控制。

　　總之，目前對於高致病性禽流感的控制措施，包括加強檢疫、改善生物安全設施、淘汰受感染的禽群和進行免疫接種。對於我們來說，表面抗原的免疫（尤其是 H）減少了感染的可能性和疾病的嚴重性，但是抗體的保護作用是有限的，抗體對由同型病毒變異而產生新抗原不起作用，導致每年形成流感疫苗變異株而出現一定季節性的流行。

流感的臨床特徵及診斷

　　流感的潛伏期變化很短，約一～四天，平均為二天。沒有併發症很快發病。發病後首先出現呼吸道症狀，當病毒在上呼吸道的上皮細胞內繁殖時，局部出現水腫、充血及表淺潰瘍等病變，因而臨床上出現發燒、頭痛、畏寒、乏力、全身酸痛等症狀。於病程的早期，可出現鼻塞、流鼻涕、咳嗽、喉嚨痛等；發燒和全身酸痛可持續三～五天，咳嗽和乏力可能持續約二週或更長。在全身症狀和發

熱消退時，呼吸道症狀常較顯著。部分患者會出現食慾不振、噁心、腹痛、腹瀉或便祕等消化道症狀。較重者也常常發生肺炎或其它疾病。

流感併發肺炎時，是一種漿液性出血性支氣管肺炎，有紅血球外滲、纖維滲出物及透明樣膜的形成，多由病毒性或細菌性引起；後者包括肺炎雙球菌、金黃色葡萄球菌、鏈球菌或流感桿菌等。臨床上可出現高熱不退、呼吸困難、紫紺、陣咳、咯血等症狀，X 光檢查兩側肺部可呈散在點狀或絮狀陰影，數日內融合成小片或塊狀陰影，病程三～五週。少數患者會因症狀嚴重、成人呼吸緊迫症候群（ARDS）、腎衰竭或其它疾病而死亡。

從臨床症狀診斷流感有一定的困難，因為流感的初期症狀和其他呼吸道症原引起的感染相似，因此須收集二份血清樣本，一份在發病後一週以內，另一份在病後二～四週內，測試流感病毒抗體可以診斷最新感染，如果恢復期（第二份）抗體的水平明顯增高，懷疑患有流感（這可能需要較長時間）。另有一些快速檢驗方法有助於診斷流感，如取鼻咽部分泌物檢測病毒病原（須在發病後最初四天內收集），二十四小時內可提供結果。在醫療診所進行的大多數測試敏感率＞ 70%，特異性＞ 90%。在流感爆發期，通過病毒培養測定致病的流感病毒亞型很關鍵，一般病毒培養三～十天就會有結

果。

　　流感病毒抗原檢測（包括呼吸道上皮細胞病毒抗原檢測），是取鼻咽洗液或負壓抽吸呼吸道分泌物標本（適合於兒童），方法包括免疫螢光法（immuno-flourescence）、免疫酵素技術（immuno-emzyme technique）和時間消散螢光免疫試驗（time-resoled fluoroimmunoassay）。已有商品化快速檢測試劑盒可供使用，有的不僅能檢測而且能區分 A、B 兩型流感病毒，三十分鐘即能完成檢測。

　　抗原檢測法特異性較高，敏感性欠佳，而且個體之間或實驗室之間的資料不能進行比較。呼吸道標本經敏感細胞增殖一代後的病毒抗原檢測，將細胞消化分散製成抗原片，再用免疫螢光法或免疫酵素技術檢測細胞內抗原，敏感性明顯增高，並可直接定型，一般二十四～七十二小時即可診斷，較常規雞胚培養為快。最新反轉錄－聚合連鎖反應（RT-PCR）技術檢測流感病毒的 RNA，理論上該方法特異性最高、敏感性最強，但尚待進一步研究和評價。

　　需要與流感鑑別診斷的最常見疾病是普通感冒，某些傳染病前驅期也可以表現為上呼吸道感染徵候，通過相應的實驗室檢查和動態觀察可以鑑別。對於大多數人流感在發病數日後即可恢復，儘管咳嗽和肌肉酸痛可能持續二週以上；但是對另一些人來說，流感可能使潛在的疾病（如肺疾或心臟病）惡化，導致繼發的細菌性肺炎

或原發性流感病毒性肺炎。流感還和腦膜炎、心肌炎、心包炎等疾病有關。

流感的治療

對於感染流感的病人,應著重護理及併發症的預防工作,以及多飲水、多臥床休息。對於有高熱和煩躁者,可給予解熱鎮靜藥(十二歲以下且已出過水痘或得過流感者,最好不要使用阿司匹靈,以免導致雷氏症候群的發生);對高熱顯著和嘔吐劇烈者,應時常補充水分。在病程中,應隨時注意觀察病情的演變,特別是兒童及年老者(年老者往往有心血管疾病或慢性呼吸道疾病),並及時採取相應的措施、積極預防併發症或繼發感染的發生。有繼發性細菌感染時,必須及早使用適宜的化學藥物或抗生素治療;併發肺癌時,則須按肺癌綜合療法來處理。

流感疫苗

在美國,減少流感發病主要通過接種滅活疫苗進行免疫預防,每年在流感季節對高危人群進行接種是最有效的方法。當疫苗和流感病毒株良好匹配時,接種疫苗後在人群中產生免疫可以減少流感爆發的危險。那些想避免流感的普通人(年齡≧五歲)和特殊人群

（懷孕三個月孕婦、哺乳婦女、旅行者）都可以接種疫苗。流感疫苗主要包括三個病毒株（二個 A 型和一個 B 型），它們是由高純度、無感染的成熟雞蛋病毒製成。

在美國市場流感疫苗還可能包含了消毒原料和一種含汞化合物（作為防腐劑），一些廠商可能使用抗菌藥來防止污染。Fluzone 無防腐劑疫苗和 Aventis 公司的無防腐劑流感病毒疫苗配方於 2002 年 9 月獲 FDA 批准，用於六個月至三歲的幼兒的免疫，它同時亦可用於長於三歲的兒童和成年病人。

流感疫苗的使用劑量建議根據年齡組的變化來選擇（表一）。為了獲得滿意的抗體反應，對於年齡小於九歲而先前未接種過的兒童，應接種二次，間隔期大於一個月，採用二種劑量，第一次用 0.25 mL，第二次用 0.50mL。研究顯示，成年人在同一季節再次接受 0.50 mL 劑量，很少或不能提高抗體反應。

表一：2001-2002 年美國按年齡組接種流感疫苗劑量

年齡組	劑量	數量	途徑
6 個月-3 歲	0.25 mL	1 或 2 次	肌肉注射
>3-9 歲	0.25 mL	1 或 2 次	肌肉注射
>9-12 歲	0.25 mL	1 次	肌肉注射
>12 歲以上	0.25 mL	1 次	肌肉注射

*建議成人和九歲以上兒童接種位置在三角肌，嬰兒和小於九歲兒童在大腿外側較好。

結語

　　有證據表明，禽流感正在威脅著全球養禽業。自由生活的鳥類、遷徙鳥類、外來鳥類和非商品化飼養的鳥類，均可成為禽流感病毒的貯存宿主。該病毒最大一個特點是很容易發生突變，而成為高致病力病毒株。一旦禽流感病毒和人體病毒混合，基因結構發生變化，就會產生新型的流感病毒。

　　若要去發生禽流感的國家，要做好國際旅行的保健工作，避免接觸染病的雞或鴨等，避免與禽流感患者接觸，避免食用未煮熟的雞鴨；在疫區的人員要戴口罩、勤洗手、避免接觸自己的眼睛、鼻或口，以防禽流感傳入自己的國家。而人類對這種新型流感病毒的抵抗力往往很差，或用化學藥物進行預防及治療；併發肺炎時，可用抗生素按一般肺炎綜合療法處理。

（2004 年 3 月號）

參考資料

1. Cox NJ et al. 1999. Influenza. J Lancet 354(9186): 1277.

2. Tokimatsu I et al. 2000. Anti-influenza A viral drug-amantadine. J Nippon Rinsho 58(11): 2288.

3. Dmicheli V. et al.2000. Prevention and early treatment of influenza in healthy adults. 18 (11-12): 957.

臺灣防疫體系

◎―陳建仁

現任中央研究院副院長

自有歷史記載以來，傳染病一直左右著類文明的興衰，同時也推動著醫藥科技的發展。即使在抗生素與疫苗紛紛問世的二十世紀，急性和慢性傳染病對人類健康的威脅依舊存在。社會是一個生命體，人都像是生命的肢體，也像是社會網絡的節點。任何肢體受到傷害，其他的肢體也一起受苦；任何節點有所缺失，整個網絡也受動搖。傳染病的預防接種，最適合用來說明這種公共衛生的社會觀。完全沒有群體免疫力的處女族群，一旦受到傳染病的侵襲，就會一傳十、十傳百地擴散蔓延，很快使整個族群中的人都受到傳染而發病；但是在 90%以上具有免疫力的族群當中，該傳染病只能一傳一、一傳一地緩慢傳遞，苟延殘喘在這個免疫力很高的族群。預防接種對於個人健康維護固然重要，但對於保護整個族群（尚未完成接種的易感受者）更形重要。

愛滋病病毒或引起子宮頸癌的乳突病毒等性傳染病原，雖然目

前沒有疫苗足以預防，但是早期偵測無症狀帶原者，並透過衛生教育灌輸個人衛生常識，仍可以有效遏止病毒的傳播。如果沒有普及的性衛生知識，族群中只要有一個人受到傳染病原的無症狀感染，即可能經由多重性伴侶的交往途徑，一而再、再而三地傳播開來。醫藥科技的發展，特別是分子生物學的突飛猛進，使得無症狀帶原者的偵測以及傳染途徑的追溯，更加容易也更加有效。「防疫如防火」，在疫情只是星星之火的時候加緊撲滅，最具事半功倍的效果。防疫是人人有責的工作，只有病患個人、臨床醫師、防疫單位與大眾媒體的密切合作，才能確保防疫體系的完善與成功。

近年來，傳染病對於我國國民的健康威脅，未曾一日稍減，像腸病毒、愛滋病、登革熱等，都是大家耳熟能詳也憂心忡忡的傳染病。本期的《科學月刊》特別邀請五位國內重量級的傳染病學家和防疫專家，共同撰寫「臺灣防疫體系」專輯，除了有助於充實讀者對於傳染病防制的全新知識而外，也可以推動「防疫人人有責」的衛生保健觀念，顯見《科學月刊》對社會責任的盡心盡力，以及學者專家對健全防疫的熱切關懷。

臺大醫院兒童感染科主任黃立民教授的《從兒童流行感染症談起》詳細說明我國現行防疫體系的現況、優點與限制，也強調衛生行政系統、醫學界、媒體和民眾密切合作的重要性；中央研究院生

物醫學科學研究所沈志陽研究員的《分子生物學》娓娓道出醫藥科技的演進對於傳染病防制的貢獻，也用心推動採用分子生物科技，以增進疫情監控的成效；臺大醫院小兒科李秉穎教授的〈疫苗接種〉深入闡釋疫苗接種的原理與實務，並指出「預防重於治療」以及「人人接種疫苗，提高群體免疫」的防疫要務。衛生署疾病管制局監測調查組組長陳國東博士的《應用流行病學調查》舉例證明應用流行病學調查在防疫上的重要性，更企盼加強我國疫情監測系統的快速反應能力；中央研究院生物醫學科學研究所何美鄉研究員的《臺灣肝炎病毒防治》廣泛描述傳染病原的傳播生態圈，以及肝炎病毒防制的有效策略，更語重心長地呼籲性傳染病防制的迫切性。這五位學者專家的文章，都能切中防疫重點，確實是值得讀者們用心拜讀而能獲益良多的優異佳作。

（2001 年 8 月號）

透視防疫環節
──從兒童流行感染症談起

◎─黃立民

臺大醫院兒童感染科主任

> 防疫體系在當代社會是一個重要的防線，四個環節構成此體系，包括衛生行政系統、醫學界、民眾及媒體。其中任一個環節出了問題，對疫情的控制即無法有效掌控。

由於公共衛生的改善與抗生素的蓬勃發展，感染症在 1970 年代迅速減少，當時醫學界普遍認為感染症即將絕跡，人類渴望免於感染症的威脅。但 1980 年代起一連串新興及再興感染症的出現，大澆這些樂觀者一盆冷水。醫界迅速意識到微生物仍將是人類健康揮之不去的夢魘，感染症流行病依舊會不斷出現。近二十年來重要的新興及再興感染症包括愛滋病、抗藥性結核菌、狂牛症只是將事實冷酷地擺在我們眼前。

各式各樣的微生物自有人類以來即與我們共存。由於微生物具高度傳染性，流行性傳染病始終是短期內威脅大量人類健康甚至死

亡的原因。鼠疫、流感、傷寒與結核等，都是歷史記載中許多人耳熟能詳的流行病，近年來臺灣民眾更是聞愛滋病、腸病毒、流行性腦膜炎色變。

雖然說微生物感染時不分成人或兒童，但是好發於兒童及成人的流行性感染症卻大不相同。我們的免疫系統能有效對抗微生物感染，並在感染康復後建立免疫記憶，保護宿主免於相同的微生物再次感染，因此一個健康的成年人都曾身經百戰，戰勝不可勝數的病原菌。所以大部分流行性傳染病都發生在兒童為主，加上兒童多數就學，許多時間在學校活動，同學間嬉戲往來十分密切，若衛生習慣不佳，病原菌傳播十分容易，就會造成大規模疫情。許多疫情的研究指出，社區的流行性感染症往往由學校開始，經由學童傳播到家庭中，同時也是保持社區疫情持續發燒的動力。

在以前農業時代，多子多孫多福氣的時代裏，由於醫學尚未發展，營養及衛生落後，傳染病是兒童殺手，未及成年即夭折在當時是常見的事，父母也習以為常。但如今一個家庭往往只有兩個或甚至更少的小孩，讓每一個兒童健康地長大，成為整個社會不可推卸的責任，也是維繫社會繼續蓬勃發展所必需。防治感染症流行的能力是反應一個地區進步程度的指標。但這個工作對臺灣而言卻是相當艱鉅。臺灣天氣溼熱，人口稠密，而且人際關係來往密切，非常

適合病菌傳播，加上國人出國頻繁，外國病原也很容易引進國內。凡此種種均有利疫情流行而不利防疫。

近年來臺灣最重要且最大的疫情當屬腸病毒 71 型的大流行。腸病毒 71 型是最近才被發現的新型腸病毒，具有高神經毒性，容易造成腦膜炎及肢體麻痺。此病毒廣泛存在於全世界，但在歐美國家都只有散在性病例報告，很少造成流行，近十年來最大的兩個流行分別發生在馬來西亞與臺灣。1998 年臺灣腸病毒 71 流行更是有史以來最大的一次，全臺近五分之一人口被感染，造成七十餘人死亡，並留下不少兒童伴隨長期的併發症。這個例子顯示臺灣是容易爆發流行的地方，也告訴我們一個危險難以控制的病原菌，一旦進入臺灣後可以引發的後果。

防疫體系在當代社會是一個重要的防線，四個環節構成此體系，包括衛生行政系統、醫學界、民眾及媒體。其中任一個環節出了問題，對疫情的控制即無法有效掌控。

衛生行政系統

臺灣的衛生行政系統在一般行政事務上可算是有效率的官僚體系，由臺灣能消除瘧疾、小兒麻痺，推行全世界第一個全國性 B 型肝炎疫苗接種計畫，並大量減少 B 型肝炎帶原率與肝癌發生率可以

證實這一點。但控制感染症流行卻是一件完全不同任務，包括疫情監視、確定流行、判斷流行演變、控制流行等項目。每種病原菌如細菌、病毒、黴菌、寄生蟲、原蟲各有其特色，一定要有足夠的專業能力才能做出正確判斷。而國內目前感染科醫師及感染相關公衛專業人才嚴重不足，且大部分又在學界服務，因此是目前衛生行政體系內最大弱點之一就是：不論是在地方或中央機構都沒有足夠的專業人員，往往無法在第一時間作出正確判斷。

另一個問題是臺灣本土資料嚴重不足，缺乏各種病原菌在本土以往的流行資訊。古人謂鑑往知今，一旦我們不清楚某一種病原菌的流行歷史，就很難判斷目前流行的走向。判斷疫情需要知道的基本資訊為：以前每次流行影響人數、持續期間、感染幅度等，但很不幸的這方面的資訊往往付之闕如。一方面是防疫單位自己沒有收集資料的習慣及制度，一方面由於這種研究被認為深度不足無助升等，導致學界也甚少從事此等相關研究。這方面在歐美國家尤其是日本做得很好，值得我們借鏡。

另一個重要的資料是血清流行病學研究。血清流行病學研究可以了解各年齡層人民對某種病原菌的抗體陽性率，是評估疫情流行最重要的資料之一。除了告訴我們哪些年齡層的抗體偏低，是易感染族群外；也可以了解族群免疫力，即整個社區是否有足夠廣泛的

免疫力以防止疫情蔓延，或整個社區不具足夠免疫力，疫情勢將蔓延。血清流行病學研究結果可以指示如果存在有效防治方法時，例如藥物或疫苗，該針對那些族群使用以確實阻絕疫情蔓延。很不幸的臺灣本土血清流行病學研究也呈現嚴重落後情況。

醫學界

醫學界在流行疫情第一個角色就是疾病的監視，準確快速的疾病通報是判斷是否有疫情的最重要根據。流行剛開始時個案累積較慢，一段時間後累積的速度將會成直線上升。要阻斷流行最好的時機當然是在初期病原菌開始傳播時，但這一段時間往往不長，約二到四週左右。第一線醫師能否正確地認出疾病種類，迅速通報，並判斷是否會繼續蔓延造成流行。這方面面臨到意願與能力的問題，許多醫師並不了解哪些疾病需要通報？更常在太忙碌時就忘記通報。此外目前許多醫師在感染症再教育方面並不夠落實，對於感染症及出疹性疾病不熟悉，往往無法即時做出正確診斷，無法早期通報會導致喪失防疫的黃金時機。

大眾傳播媒體

媒體在防疫有幾個功能，最首要的屬疫情報導及防疫方法的宣

導。防疫的成功第一要件在於通知民眾疫情已出現，進而動員民眾參與防疫工作。在這方面臺灣現有媒體勝任有餘，現在的問題反而在過度渲染疫情，造成恐慌，這與媒體過度競爭，大量需要新聞有關。此外媒體在具有醫學專業知識的編採人員不足，偶爾見到報導中連病原屬於細菌或病毒都搞錯的情況。

一般民眾

　　唯有民眾積極的參與，由家庭、社區做起才能使防疫落實。醫學專業上認為有效必須實施的防疫措施，一定要被一般民眾接受才能見到成效。國內民眾知識水準近年來大為提昇，但國內教育體系對於疾病著墨不多，民眾對病原菌及疾病一知半解，推行宣導防疫觀念與措施因此事倍功半。更何況不少國人不見黃河心不死，不見棺材不掉淚。疫情已蔓延至社區，衛生單位人員前來進行加護消毒時，有時還遭民眾埋怨擾民。

　　改善國內防疫系統是一個艱鉅但必須進行的工作。諷刺的是防疫是花錢但又很難看見成效的事情，完美的防疫的結果是沒有疫情發生，每個人反而會忽略防疫單位的存在。不像經濟、交通等建設，一旦上媒體，往往表示有轟轟烈烈的建設成果。如果媒體上常常看到防疫行政人員出現，就知道一定有嚴重疫情正在發燒。所以

要將經費投入防疫工作，一定要得到民眾及行政單位的支持。好的防疫政策對經濟會產生很大的影響，一旦有疫情出現，會影響到各種農漁牧產品外銷，也會影響國外旅客前來觀光的意願；某些流行感染症容易影響青壯年，勢將對國家生產力造成影響。在一些非洲國家愛滋病橫掃整個中狀年及青年人口，對全國生產毛額減少甚鉅。最後不要忘記疫情受害者醫療支出本身就是很大的社會損失。總之防疫在本質上屬於預防醫學，是高投資報酬效益的行為。

目前防疫體系

（一）衛生行政系統

衛生署防疫組織經過重組以後，目前正在一個較理想的狀況。在 1998 年臺灣腸病毒 71 流行前，衛生署有三個防疫相關組織：預防醫學研究所、防疫處、與檢疫總所。三個組織的位階從屬關係不夠明確，因此在協調上容易出問題。目前三個單位重組為疾病管制局，大體上解決此問題。

另一個近年來防疫上較重大的成就是定點監視醫師系統的建立。這各系統是由檢疫總所成立，邀請有意願的第一線醫師每週按時通報數種感染症的個數，作為疫情監視的早期指標。此系統國外

行之有年，頗有成效。國內建立後，正好趕上 1998 年臺灣腸病毒 71 流行，對該次疫情提供甚有價值的資訊，目前也成為疾病管制局監視疫情一大利器。

目前留下一個主要問題是防疫專業人員不足，尤其是疫情調查所需人員。疫情調查是一個高專業要求的任務，必須具有流行病學、感染學、公衛與統計等相關知識。美國疾病管制局在疫情調查的能力領先全球，偵破無數奇案。但美國疾病管制局有龐大編制與充足人員經費，才能達到今日的水準。而臺灣疾病管制局的疫情調查單位為流行病學訓練班，人員編制稀少，缺乏有臨床經驗的醫師在裏面，因此比較無法勝任今日所發生各種疾病的疫情調查。國外衛生單位防疫機構裏通常醫師很多，是研究分析疫情的主力，但國內目前衛生行政機關的待遇，無法吸引臨床醫師加入，因此這個問題一直存在。解決的辦法是開放公費醫學生進入防疫體系，視為服務年限或衛生署出資培養感染科研究醫師，並需進入防疫體系服務，希望能夠吸引一批新血產生興趣而留在防疫體系長期服務。

（二）醫學界

醫師的再教育必須落實，其中應該包括感染症的新進展、法定傳染病的診斷與處理原則。目前醫學會及疾病管制局對此著力頗

深，是正確的方向，應長期持續下去。

（三）大眾傳播媒體與一般民眾

疾病與感染的教育必須進入校園與一般民眾日常生活。建立個人正確及良好的衛生習慣是整區社區防疫的基石。正確而適度的報導疫情是媒體的責任。教導傳播正確的醫學知識是媒體最重要功能之一，目前許多平面及電子媒體都有相當大的版面或時間刊出此類文章，頗具教育功能。但由於編採人員無專業能力，基本上是照撰稿者原文刊登。其中一些文章不免內容有誤，或廣告意味濃厚。另外，還有一些地方記者發出之新聞稿，這方面問題更大，這些就有賴媒體自律來解決。

結語

臺灣的防疫體系在近幾年來，正慢慢在改善，疾病管制局近年來鼓勵血清流行病學研究，並積極推廣疫苗接種，均是值得鼓勵。但幅度及步伐仍不夠快，也還有很大進步的空間。當有疫情流行，造成民眾健康損失時，任何人包括民眾、醫界、媒體都可以義正辭嚴地責備衛生行政系統。不過每個人也應了解到，防疫就像防範犯罪一樣，是需要全民參與的。

（2001 年 8 月號）

實現防疫無國界
──疫苗接種

◎─李秉穎

任教於臺灣大學醫學院小兒科

防疫沒有國界。閉門造車的防疫觀念已經過時，必須靠全世界的群策群力才能有效控制各種傳染病。同樣地，防疫也沒有個人與個人之間的分野，所有民眾都必須認識疫苗與防疫工作的重要性。

在人類與自然界各種微生物的戰爭中，為了達成維護人類健康的目的，大體上有三種作法：阻斷病原侵入人體的途徑、加強人體的免疫力、治療已經發生的疾病。

對抗傳染病的各種策略

並非所有微生物都對人類有害，當它們可能導致疾病的時候，才將之統稱為病原。隨著醫學的發達，我們對於各種病原的生物特性與傳染途徑都有了深入認識，也知道如何改變環境與作息，以阻斷病原的侵入。例如登革熱與日本腦炎都是藉由蚊蟲傳染，控制蚊

蟲的孳生就可以降低發病率;痢疾、霍亂、A 型肝炎等經由食物或飲水傳染的疾病,可以藉由改善環境衛生、避免使用未經加氯消毒的地下水、山泉水等避免感染;B 型肝炎可以經由輸血傳染,所以篩檢捐血者的血液就能夠阻斷這種傳染途徑。

　　一旦疾病發生了,我們也可以利用各種治療藥物來跟微生物作戰。抗生素的發現可以算是人類醫藥史上最重要的突破,這些藥物可以對抗各種細菌感染,也直接導致人類壽命的延長。

　　光靠避免病原侵入與治療疾病等作法,人類還不能完全戰勝微生物,因為這些方法都有一些漏洞。例如蚊蟲固然是傳染日本腦炎病毒的媒介,但我們卻無法消滅所有蚊蟲。日本腦炎病毒一旦侵入人體,醫師所能做的也只有一些支持性的治療,我們並沒有特殊藥物可以消滅病毒。事實上,大部分的病毒感染都沒有藥物可以治療。實施捐血者的篩檢,固然可以降低 B 型肝炎的感染率,但是這種病毒可以由母親傳給子女,它也可以藉由性接觸傳染。

　　即使我們已經有很多抗生素可以消滅細菌,但抗生素並不是萬能的。例如肺炎雙球菌是引起人類敗血症、腦膜炎、肺炎等感染症最常見的細菌(圖一),早在 1940 年代末期就有人發展出疫苗,但是後來因為大家相信抗生素的療效卓著,根本不需要使用疫苗來預防,所以這種疫苗在 1954 年就退出市場。最近學者們發現雖然有了

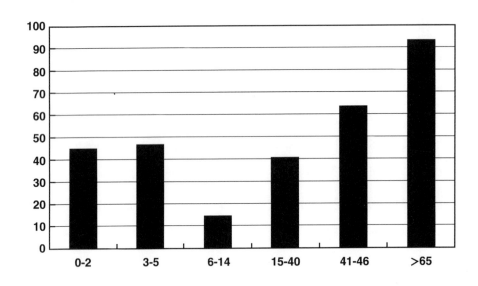

圖一：台灣地區嚴重肺炎雙球菌感染病例之年齡分布，以年幼者及年長者的罹病率較高（行政院衛生署疾病管制局 1998.7～1999.6 統計資料）。

各種抗生素，肺炎雙球菌感染的死亡率仍然居高不下，人們才又再度發展疫苗。近年來抗藥性肺炎雙球菌的出現，更使我們體認到這種細菌引起的問題無法光靠抗生素解決。所以利用疫苗來增強人體免疫力，就成為人類與各種微生物持續爭戰所不可或缺的利器。

疫苗原理

　　要了解疫苗如何增強免疫力之前，必須先了解免疫力的本質。人體免疫系統的主要成員是白血球與存在體液中的各種小分子，這些白血球具有分辨敵我的能力，其根據主要是在於各種細胞的表面，都有一些不同成分的小分子。當白血球看到屬於人體本尊的小分子時，就不會作用；如果看到細胞表面有異於本尊的小分子，就會動員起來，試圖去消滅這類異族。這種可讓免疫系統辨識的小分子，學術上統稱為抗原。

　　白血球可以分成好幾種，其中的吞噬細胞可以直接吞噬病原；T淋巴球可以幫助其他白血球作用，並殺滅受到感染的細胞；B淋巴球可以製造抗體。其中，所謂的抗體是用來對付抗原的小分子，其本質都是免疫球蛋白，而一種抗體只能對抗一種抗原。

　　當免疫系統發現外來異物開始準備戰鬥的時候，需要一段時間才能完全動員。所以當人體第一次遇到陌生病原的時候，通常會因為無法即時動員而生病，直到各種白血球的功能完全發揮後，疾病才會痊癒。經過這樣的演練以後，先前的作戰經驗會存在淋巴球的免疫記憶中。下一次再有同樣的病原進入人體時，動員令的執行就會變得十分迅速，通常可以在疾病發作之前，就把病原完全消滅。

疫苗的原理是在不生病的前提下，讓人體得到類似的作戰經驗，一旦有病原侵入，就能夠快速動員避免發病。為了讓人體不生病，必須先降低或完全去除病原的毒性，然後讓人體接觸這種經過修飾的病原成分，讓免疫系統發展出辨識特殊敵人的能力。

疫苗種類

　　一般疫苗根據它們是否仍然保有原來病原的活性，而可以分為活性減毒疫苗與非活性疫苗（又稱為死菌疫苗）等兩大類。目前已經有的活性減毒疫苗包括卡介苗、口服小兒麻痺疫苗、麻疹疫苗、德國麻疹疫苗、腮腺炎疫苗、水痘疫苗、黃熱病疫苗、登革熱疫苗等。非活性疫苗則包括了白喉類毒素、破傷風類毒素、百日咳疫苗、日本腦炎疫苗、注射小兒麻痺疫苗、A 型肝炎疫苗、B 型肝炎疫苗、b 型嗜血桿菌疫苗、注射用流感疫苗、肺炎雙球菌疫苗、狂犬病疫苗等。活性疫苗進入人體以後，能夠自行增殖而引起免疫反應，因為它們已經經過了減毒的手續，所以通常不會致病。因此打了這種疫苗就好像是得到輕微的自然感染，所引起的免疫反應通常比較能夠持久，效果較佳。但是，所有的活性疫苗都還是有可能會引起類似自然感染的病症，只是其發生率遠低於自然感染。所以這類疫苗的缺點在於安全性的顧慮較大，且製備較難。

此外，肌肉注射的活性疫苗比較容易被外來的抗體中和，進而影響到它們的效力。所以麻疹、德國麻疹、腮腺炎疫苗與水痘疫苗等，如果在一歲以內注射，就會因為有來自母親的抗體干擾，而有相當的比例會失效。又如果因為有某些特別原因注射了免疫球蛋白，也一樣會影響到活性疫苗的效果。比起活性疫苗，非活性疫苗的優點在於製備比較容易，而且不會引起真正的感染，所以安全上的顧慮比較小。非活性疫苗最大的缺點在於其免疫效力一般都比較低，所以常常需要反覆注射多次，而且一般都沒辦法持續很久，其保護效果大多只能維持五至十年左右。

利大於弊的原則

　　一般人對於疫苗最常見的疑慮，大概就是這些疫苗安不安全。接種疫苗主要是為了預防疾病，這是疫苗所帶來的「利」；但是所有疫苗都不可避免地會引起一些副作用，這就是疫苗所帶來的「弊」。在利多於弊的考慮下，我們才會規定需要打這麼多種疫苗。例如打了麻疹疫苗以後五到十天，有不超過 10%的比率會引起發燒，甚至在身上會出現一些類似麻疹的疹子。但是如果沒有接種疫苗而得到麻疹的話，就可能在幼兒出現肺炎等嚴重併發症，也可能發生腦炎這種沒有特殊抗病毒藥物可以治療的疾病。

要決定是否接種某種疫苗，都必須先權衡其利弊的比重，利大於弊的疫苗才會被列為常規接種的項目。例如我們不建議六歲以上的人接種百日咳疫苗，並不是因為成人不會得到百日咳，而是因為成人得到百日咳以後幾乎不會有併發症，可是在打了疫苗以後，卻會出現比兒童還嚴重的副作用。所以百日咳疫苗對於成人而言，是弊大於利而不適合接種。

疫苗迷思

（一）打了疫苗就不會生病？

　　很多人認為打了疫苗以後，就不會生病。事實上，人世間很少有這樣百分之百完美的事情，一般疫苗如果能夠達到 60～90%以上的保護效果，我們就認為是有效的疫苗。一種感染症是否發生牽涉到很多因素，除了是否接種過疫苗的因素以外，還需要考慮有些人對於疫苗不會有抗體反應；即使有了抗體反應，進入人體的病原數目如果太多，也可能會讓免疫系統無法負荷而發病。

　　舉例而言，一個人得到水痘感染以後，大多會出現持續終生的免疫力，而且這種自然感染的免疫力，會比打疫苗的反應還要堅強。但筆者就曾經聽過有人提到，他幼時曾經得過水痘，有一次看

到一位感染水痘的小寶寶，就自誇地說自己不怕水痘，將小寶寶抱起並且親之吻之，其後果是幾天以後發作第二次水痘。所以在預防接種的防護網以外，我們還需要注意到個人衛生等其他同等重要的防疫措施。

（二）讓別人的小孩去打疫苗就好？

有些人認為疫苗或多或少都有副作用，所以讓別人的小孩去打疫苗就好。這樣的話，疾病的發生率減少，沒有打疫苗的小孩也同樣會受到保護。這種想法對於不存在於其他動物的某些傳染病而言是有一點真實性，例如麻疹疫苗接種率達到 90%以上以後，近年來臺灣已經很少出現麻疹病例。這種不打疫苗也可以得到保護效果的現象，學術上稱為群體免疫力。

但是，用疫苗來預防傳染病需要全民的努力，我們所獲致的成果也是在這種不自私的共識下所達成的。而且在旅遊頻繁的現在，沒有免疫力的個人隨時有可能得到來自其他地區的傳染病，臺灣最近就有麻疹在局部地區發生小規模流行的現象。此外，某些傳染病無法靠群體免疫力加以根除，例如破傷風桿菌在環境中到處存在；與 B 型肝炎帶原者的親密接觸，隨時可能得到感染；每年日本腦炎病毒都會出現在很多蚊子體內等等。曾經聽到有人說我的小孩不要

去打日本腦炎疫苗，讓別人的小孩去打就好了。這種想法不但自私而且危險，只要小孩被帶有病毒的蚊子叮咬到，都有發生日本腦炎的可能。

（三）打太多疫苗會使免疫系統無法負擔？

疫苗的種類愈來愈多，一般民眾常會懷疑打這麼多疫苗，可能會使得我們的免疫系統無法負擔。為了在兒童時期同時完成不同疫苗的接種，目前已經有多合一的混合疫苗出現，有些醫師也會提出質疑，人體一次面對這麼多種疫苗的刺激，是否可以承受得了？

事實上，我們的免疫系統每天都在面對不同的外來抗原。我們進食與呼吸的時候會將各種病原引入體內，我們的免疫系統也不停地接受不同抗原的刺激。每一次病毒性呼吸道感染都會讓人體暴露於四到十種外來抗原，一次鏈球菌咽喉炎則會引入二十五至五十種抗原。學者專家們都已經確認多種疫苗的刺激並不會造成免疫系統的過度負擔，同時接種多種疫苗也不會對免疫系統造成傷害。多合一混合疫苗的上市都必須經過實驗研究，證實人體的免疫系統可以對各種疫苗的成分都產生充分免疫反應，所以我們不必擔心抗體反應不足的情形。

（四）打疫苗是否違反自然？

　　有人對於疫苗抱持著懷疑的態度，他們認為用人為的方式去改變免疫系統，是違反自然而可能導致不可預測的後果。像流感疫苗必須每年接種一次，就是不停地違反自然，可能加速病毒的突變。用人為的疫苗去預防疾病，當然違反自然，但是幾乎所有的醫療行為都是違反自然的。醫學界發展出抗生素（違反自然的藥物）去對抗細菌感染；用各種外科手術與自然發生的疾病搏鬥，其結果是醫學減少了人類的苦痛，延長了人類的壽命。

　　當然，在物競天擇的原則下，自然界可能會不停地調適，於是我們看到抗藥性細菌的出現，也看到有些病毒發生突變而穿透我們免疫系統本有的防禦網。例如大規模接種 B 型肝炎疫苗以後，我們發現 B 型肝炎病毒會發生突變，其中一些就導致疫苗的保護失效。但是這種突變的發生率很低，目前我們還不需要製造新的疫苗去應付少數的病毒突變，而大規模的 B 型肝炎疫苗注射，已經使國內兒童的慢性帶原率下降到 1%以下，也使得國內兒童的肝癌發生率從 1982 年至 1994 年有明顯下降（圖二），事實上，各種不同的疫苗已經挽救了很多生命。

　　每年都接種流感疫苗，是為了應付經常突變的流感病毒，目前

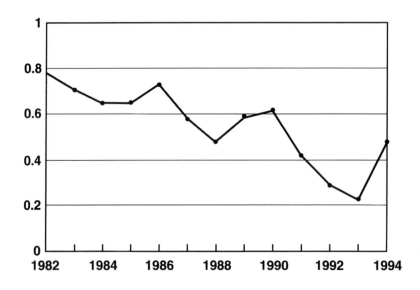

圖二：臺灣地區六至十四歲兒童肝癌發生率逐漸下降之趨勢（新英格蘭雜誌 1997）。

並沒有任何證據顯示這種作法會加速病毒的突變。即使不打疫苗，人群的免疫系統也會對新型流感病毒產生免疫力，同樣會對流感病毒產生可能導致突變的免疫壓力。所以在自然的情形下，流感病毒本來就會不停地突變。免疫壓力的產生是自然就會發生的事，用疫苗來產生免疫壓力的好處是—人類不必因為嚴重的自然感染而產生併發症或死亡。

疫苗的成本效益

　　站在政府單位的角度來思考，疫苗固然是防疫體系很重要的一環，但是大多先要做一些成本效益的分析，以決定是否值得全面接種某種疫苗。也就是說，我們需要看花在疫苗上的錢值不值得。

　　做這種成本效益分析的時候，首先我們需要知道傳染病的發生率，然後了解不打疫苗時會有多少金錢損失，這些錢包括個人醫療花費、殘障或死亡的損失、工作能力與工作時間的耗損、其他各種社會資源的耗費等。如果經過計算以後，發現疾病的花費反而比施打疫苗的花費為低，就不符合成本效益，或許政府單位就會決定不全面接種這種疫苗。

　　不過上述的成本效益分析，並非絕對的決定因素。首先，大規模接種某種疫苗以後，因為藥廠的獲利增加，所以疫苗的價格一般就會下降。因此大規模接種疫苗本身就可以省錢。再以天花為例，當人類用疫苗根除這種疾病以後，不但世界上所有應該用在天花病例的醫療費用都省下了，連帶也不再需要花錢去製造與使用天花疫苗。我們預期在未來幾年之內，小兒麻痺也會在世界上絕跡，屆時所有兒童都不需要再接種小兒麻痺疫苗。疫苗所帶來的這些重大利益，是一般成本效益分析所忽略的事情。

其次，身體的健康與生命都無法用金錢直接衡量。當傳染病破壞了健康而導致殘障，用再多錢也買不回健康；當病原奪去了生命，俗世中的金錢馬上變成毫無意義。以b型嗜血桿菌為例，這種細菌感染主要發生在五歲以下兒童，它可能導致敗血症與腦膜炎，而且很多病例會因而死亡。根據國內的統計，這種感染症在國內五歲以下兒童的發生率，每年大約為十萬分之二（表一）。這個發生率遠低於其他國家，所以在國內接種b型嗜血桿菌疫苗可能不符合成本

表一：世界各地五歲以下兒童嚴重 b 型嗜血桿菌感染之發生率

地區	發生率（每年每十萬兒童之平均病例數）
澳洲原住民	460
美國	80～90
甘比亞	73
澳洲非原住民	53
芬蘭	52
英國	36
瑞典	42
拉丁美洲與加勒比海	35
以色列	34
義大利	29
希臘	12
香港	2.7
臺灣	2

效益。但是當一個小孩得到感染的時候，十萬分之二這個數字馬上失去意義。對於這小孩或家長而言，那數字都已經變成百分之百。

再以百日咳疫苗為例，目前臺灣常規接種的第一代百日咳疫苗，副作用的發生率高達 30～50%，其中比較常見的包括發燒、紅腫、疼痛、硬塊、強烈哭泣等，有時這種疫苗還會引起抽搐、昏迷等更嚴重的副作用，新的第二代百日咳疫苗則可以大幅降低副作用的發生率。如果對第二代百日咳疫苗做探討，可能會發現這種疫苗不符合成本效益，因為這種疫苗比較貴，而且又不會比第一代疫苗有效。可是如果我們去調查知道疫苗詳情的小兒科醫師們，他們的小孩幾乎都打第二代百日咳疫苗。其原因不在於新疫苗可以省錢，而在於大家都希望小孩更健康、更少痛苦。

在小兒科醫師的眼中，承諾發放老年年金與國民年金，遠不如承諾免費接種重要的新型疫苗。畢竟，金錢只是生活中短暫的需求，健康才是生命與活力的根源。無論從政府或個人的眼光來看，只要在經濟能力許可的範圍內，各種上市疫苗都值得施打於建議的適當接種對象。

宏觀的防疫觀念

疫苗固然是人類對抗傳染病的利器，但它並不是防疫工作的一

切。存在自然界的病原實在太多，不可能每一種傳染病都作出疫苗，而且有些傳染病不能單靠疫苗來加以控制。即使有了 B 型肝炎疫苗，如果沒有加強宣導不要亂打針、要使用拋棄式針頭、不要與別人共用牙刷與刮鬍刀等器具，我們也不會獲致今日的成果。所以防疫工作還包括了很多層面，包括衛生教育與宣導、重大傳染病的通報、病患的隔離與其它處置等。

感覺上，最近傳染病的種類好像在增加中，例如腸病毒 71 型、漢他病毒、流行性腦脊髓膜炎等。其實，這種現象並不代表防疫工作的失敗。當我們成功地控制住一些重大傳染病之後，以前看起來比較不重要的傳染病反而慢慢變得重要起來。因此，最近修訂的傳染病防治法，就一口氣增加了很多需要向衛生主管機關報告的傳染病，這代表了醫學界不再以治療為首務，而正在向防患於未然的目標邁進。

使用疫苗讓天花在全世界絕跡，是疫苗史上的一件大事。雖然當時有很多學者、衛生工作人員與政府官員都抱著懷疑的態度，但是經由全世界的努力，用盡各種方法把疫苗送到最貧窮的地方，終於達成讓天花絕跡的目標。最近，讓小兒麻痺絕跡的目標也接近完成的階段，下一個努力的目標將是讓麻疹絕跡。

這一連串成功的事例告訴我們，對於那些只存在於人類的傳染

病，利用疫苗來預防感染是最有效的方法。在無國界的努力之下，我們有可能讓某些傳染病在世界上絕跡。同時也讓我們意識到疫苗的重要性，在世界衛生組織的主導下，疫苗開始被廣泛地應用在世界各地。根據統計，1974 年全世界只有 5%的兒童接種疫苗。到了 1990 年代中期，全世界有超過 95%的兒童接種可以預防肺結核的卡介苗，75～85%接種了白喉、破傷風、百日咳、麻疹與腮腺炎疫苗。這種世界性的疫苗推廣計畫，每年大約可以挽救三百萬位兒童的生命，並省下新臺幣百億以上的醫療花費。

這些成就驗證了醫界與公共衛生學界的一句話：防疫沒有國界。閉門造車的防疫觀念已經過時，必須靠全世界群策群力才能有效控制各種傳染病。同樣地，防疫也沒有個人與個人之間的分野，所有民眾都必須認識疫苗與防疫工作的重要性。

（2001 年 8 月號）

以戰備觀念提昇國家防疫

◎——蘇益仁

任職國家衛生研究院臨床研究組主任及任教國立成功大學

2008 年 6 月，臺灣又面臨了 1998 年以來最嚴重的腸病毒七十一型（EV71）疫情。截至 7 月初，共有二百八十位重症小兒病例，奪走了十位小兒寶貴的生命。這一波的EV71疫情與1998年相較其實相差甚大，但隨著國民生活水平的提高以及社會的變遷，如少子化及婦女就業率上升等，使疫情的複雜化不減當年，是過去從事防疫的人員所無法想像的。過去十年間，臺灣在 EV71 的研究其實領先全世界，疾病管制局並於1999年開始EV71疫苗的研發，有關病人臨床的處置及預後追蹤也皆成為教科書上的範本。疾管局於1998年EV71疫情後成立了十三家病毒合約實驗室，使此次疫情的通報及診斷能順暢進行。2003年SARS之後，臺灣的防疫體系又強化了六區指揮中心及增強防疫醫師陣容。因此，與十年前相比，臺灣在 EV71 的防疫其實進步很多，這些正面發展可惜未受到各方肯定。綜觀此次 EV71 的疫情，問題不在通報、診斷及治療層次，而在疫情的溝通，是防疫

上可喜但也值得再反省之處。

　　臺灣的防疫史上類似 EV71 的事件不斷重演，每當疫情發生時，各方交相指責，甚至疾管局因而在六年內更換了五位局長。但疫情歇緩後，大家又馬上將各項措施拋諸腦後，政府在防疫的預算也見好就收，導致諸多防疫政策無法永續發展。腸病毒如此，每年登革熱的疫情也如出一轍。2004 年，疾管局為了準備 H5N1 禽流感的到來，採購了總預算共約兩億的克流感抗病毒藥物及 H5N1 疫苗，這一項政策其實是一個花小錢，而能確保 H5N1 疫情發生時保護第一線防疫人員及病人的戰備措施。可是，每年在立法院的預算審查會上，都飽受立委是否浪費的質疑。此外，疾管局在每年採購的流感疫苗如有剩餘未施打完，承辦人員也都有被彈劾或記過的隱憂，這些不正確的觀念及作為，種下了政府防疫人員積極防疫的障礙；而防疫如果不能先天下之憂而憂，則勢必會造成災難。筆者曾在一、兩次立委質詢時打過比喻，提及國防預算每年採購數千億軍備，但幾十年來也不曾打過一次戰爭，是不是也浪費了子彈及軍備？因此，防疫應視同國安及戰備，「有備無患」，即使「備而不用」，也當慶幸而非浪費，充足的準備方能確保防疫的成功。

　　進入了二十一世紀以後，全球的感染症疫情與二十世紀以前有很大的差異。原因是全球暖化及環境的變遷與交通旅遊頻繁，使新

興感染症的發生型態改變，而且傳播迅速。1918年H1N1西班牙流感的疫情三波段發生，是否會在二十一世紀的H5N1流感出現，或波段間時差縮短，更是現今科學界研究探討的焦點。以登革熱而論，1970年以前，疫情只侷限在南美及東南亞的馬來西亞及印尼，但在1980年以後，已波及絕大部分的南亞印度、越南、泰國、紐澳及臺灣，北回歸線以南的地區已全部淪陷，登革熱疫情已成了臺灣未來每年必須面對的課題。臺灣目前其他的重要疫情，尚包括結核病、愛滋病及嚴重的細菌抗藥性，對國民健康都構成威脅。歐洲各國有鑑於中古世紀以來，疫情對人類的危害遠大於戰爭之禍害，因此，平常對於各項傳染病的監控、疫苗及藥物之研究都不遺餘力。以流感疫苗施打率為例，歐盟各國皆達人口的30%，而臺灣則只達3%。荷蘭的抗生素抗藥性比率也只有臺灣的十分之一。臺灣還有很多疫情的未爆彈存在，如果我們不痛下決心提升防疫至戰備層次，未

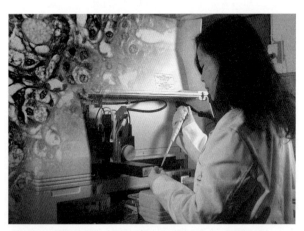

政府必須以戰備概念，出資扶持疫苗產業。（典匠授權）

來將會再有一波波的疫情發生。臺灣的防疫單位過去經過多次的組織改造及演變，雖然在層級及預算上有所提升，但受政府重視的程度仍有限，直到 2003 年 SARS 的爆發，使臺灣的國安及經濟受到重創，政府及社會大眾才警覺到防疫這一區塊的重要性。

　　這一次 EV71 疫情，衛生署長又重提疫苗的製造，學界也有正反不同意見。過去十年間，疾管局一直在觀察 EV71 疫情是否會如過往一樣消失，尤其是 2006 年病例的幾近絕跡，使醫學界又質疑起EV71疫苗研發是否有必要。然而，今年的疫情捲土重來，加上越南、新加坡、安徽等地相繼爆發出重大疫情，使科學家相信，EV71 疫情將與流感及登革熱一樣，成為未來防疫的永久作戰對象，此一發展應能合理化臺灣 EV71 疫苗的發展。但臺灣受限於國內市場太少，且疫苗臨床試驗標本數及預算龐大，臺灣將無法獨立支撐一家藥廠或疫苗廠的營運，因此，即使疫苗研發出來，臨床試驗及認證過程曠日費時，困難重重，非有大藥廠支持不可。2002 年起衛生署雖然對疫苗發展作了重大改變，由國光疫苗公司在行政院開發基金資助下擴廠及提升研發，並在國家衛生研究院另外成立了疫苗中心進行戰備疫苗生產及研發，以與民間疫苗公司相呼應。但多年運作下來，仍因為營運預算及市場規模太小等因素，兩個單位目前皆陷入發展前景不明的困境。EV71 藥物的發展也是如此，國衛院生技製藥組已發

展出一良好的藥物等待進入臨床試驗，但因 EV71 疫苗的市場太小以及臺灣的藥廠規模太小，無法承接製造。EV71 的藥物及疫苗發展，其實正反映出臺灣生技產業的困境。在 2008 年 6 月的新加坡世界疫苗會議已明白指出，對地區性疾病，尤其市場不大的國家，政府必須出資扶持疫苗產業，當戰備概念來研發，否則國際大廠是不可能製造出 EV71 這類市場不大的藥物及疫苗的。

綜上所述，臺灣如要確保防疫的成功，應將防疫提升到國安及戰備層次，每年從軍備預算中挪出五十億至百億設立「國家防疫基金」，置於國安會預算下，規畫臺灣的整體防疫，包括常規疫苗基金、藥物與疫苗準備。臺灣在過去也確實將疫情視為國安，國防部也在三峽成立預防醫學研究所，進行戰備疫苗的研發。唯有將防疫視同國安及作戰，將防疫提升至戰備層次，未來臺灣才有可能安然地面對層出不窮的新興感染症疫情，使國家能長治久安。

（2008 年 8 月號）

流感疫苗短缺背後的問題

◎—許家偉

曾任職加州大學洛杉磯分校醫學院，現任職洛杉磯生物技術公司

在 2004～2005 年的流行性感冒季節，美國出現流感疫苗嚴重短缺的情況，這個問題的背後其實與政治及經濟因素有關。

在美國，每年有三萬六千人死於流行性感冒及其併發症（如肺炎等），因罹患流感而住院的人數更高達十一萬人。二歲以下的小孩及六十四歲以上的長者同是流感的高危險群，占全美國九千五百萬人；但如果將孕婦及慢性病患（如氣喘及愛滋病患者等）都計算在內，全美合計共有高達一億八千五百萬的流感高危險群，必須在每年的流感季節接受疫苗的注射。不過，每年流感季注射流感疫苗的人數都不穩定，而且還遠比上述提到的人數少許多，但美

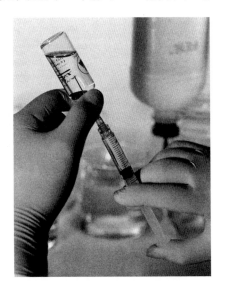

國政府還是會準備約一億劑的流感疫苗供應市場需求。

疫苗短缺的表面原委

不過在這次流感季中（2004 年底至 2005 年初），美國卻發生流感疫苗嚴重短缺的事件，原因是總部設在加州的開隆（Chiron）公司，其中一座位於英國利物浦的流感疫苗生產線停工所導致。

這家工廠的九成產品供應了美國四千六百～五千五百萬劑流感疫苗，占美國市場的一半。其實早在去年 8 月 26 日，開隆公司已宣稱，由於發現有四百萬支流感疫苗受到黏質沙雷氏菌（Serratia marcescens）的污染，因此會延遲疫苗的上市時間。開隆公司的首席執行長 Howard Pien 還在 9 月 28 日向美國政府保證，能供應四千六百～四千八百萬劑流感疫苗。但英國政府在 9 月初得知開隆的污染事件後，在 10 月 8 日以工序問題為由，中止開隆公司許可證三個月，並下

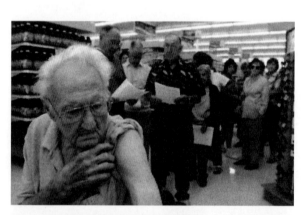

2004～2005 年流感季，美國境內流感疫苗短缺時，美國政府只許是高危險群的人施打疫苗。圖為疫苗注射站前大批高齡長者在排隊施打疫苗。

令立即關閉工廠。

　　開隆在利物浦的生產線關閉後，供應流感疫苗給美國的藥廠，就剩下位在賓州的安萬特巴斯德（Aventis Pasteur）公司要負責提供五千八百萬劑流感疫苗（占美國市場的另一半）。另一家去年首次加入流感疫苗市場的醫學免疫（MedImmune）公司的噴鼻式疫苗供應量，只有二百萬支。

　　不過在同一時間，歐亞各國卻沒有發生流感疫苗短缺的窘況，為何只有美國有這種情況出現呢？讀者由上文不難發現，供應美國流感疫苗市場的公司，只有開隆及安萬特巴斯德（醫學免疫公司的疫苗只占市場的 2%，故可忽略不計），所以當一家供應商有問題時，市場立即受到衝擊。但反觀其他國家，例如中國大陸的流感疫苗供應，一半由中國大陸的藥廠自行製造生產，另一半則交由三家外國公司負責（開隆是其中一家），就算當中有一家廠商出問題，對市場的影響還不至於太嚴重。

官僚主義橫行

　　全球目前共有十二家流感疫苗的製造商，為何美國偏偏鍾情於這兩家呢？對此，經濟學者及醫療專家們的矛頭都一同指向美國的食品藥物管理局（Food and Drug Administration, FDA）。

食品藥物管理局對疫苗的生產商訂出非常嚴格、仔細，甚至「龜毛」的規定，明訂如何作記錄、保存資料、工廠的燈光與標籤內容等等，也強迫製造商投資「最新科技」，以符合產業標準，而且食品藥物管理局可以隨時自行修改規定與政策。在 1967 年時，食品藥物管理局通過二十六家疫苗製造商供應美國各種疫苗，但是到了 1980 年，這個數目降到十七家，到了 2002 年，只剩十二家藥廠符合資格提供疫苗給美國。

更奇怪的是，當全球各國都以世界衛生組織公布的流行性感冒病毒名單，作為新年度流感疫苗的標準時，美國偏偏由食品藥物管理局作最後的定奪。如果食品藥物管理局的決定過慢，製造流感疫苗的工序在時間上就會相當吃緊（其實食品藥物管理局的公告時間，都在世界衛生組織公告之後，而每次結果都與世界衛生組織相同）。

而更過分的是，在這次流感疫苗短缺事件發生時，加拿大願意先出售一百五十萬劑流感疫苗給美國救急，但食品藥物管理局卻以未符合標準為由，禁止這批救援疫苗入口！所以，不少美國產業界人士及學者都批評食品藥物管理局專橫的官僚主義，可以說是將美國民眾的健康置於危難當中。另外，這次開隆公司生產線的污染事件，食品藥物管理局的反應怠慢也難辭其咎。

藥廠紛紛停產流感疫苗

另一個特殊的現象是，美國流感疫苗的製造商越來越少。在1967年，全美有二十六家藥廠生產流感疫苗，到了1990年，卻只剩下四家藥廠供應美國流感疫苗：Parkedale Pharmaceuticals、惠氏（Wyeth Lederle）、安萬特巴斯德以及開隆。但在2000年，食品藥物管理局指出，Parkedale及惠氏的流感疫苗品管未達合格標準，Parkedale就乾脆立即停工並宣布不再生產流感疫苗，而惠氏也以沒有利潤為由，在2002年宣布停產流感疫苗。

很明顯地，藥廠都傾向不生產流感疫苗，為什麼？以下幾個理由是藥廠的考量。

（一）由於美國政府向藥廠購入大量流感疫苗，都要求藥廠以「割喉價」出售，所以對藥廠來說，流感疫苗並不賺錢，反而生產像威而剛這類藥物，一年就可以賺上幾十億美元的淨利。以葛蘭素史克（GlaxoSmithKline, GSK）公司為例，該公司在1999年全球疫苗的總銷售額為四十三億美元，然而光是一種名為Lipitor（用來降低膽固醇的藥），全年就有六十億美元的銷售額。所以，在以利潤為前提下，很少廠商願意生產流感疫苗。

不過美國政府表示在2003～2004年，一共支付二億一千五百萬

美元向藥廠大量採購流感疫苗，在 2004～2005 年度更多付了七千萬美元。美國衛生部發言人皮爾斯（Bill Pierce）表示，美國政府投資在流感疫苗上的錢過多。但前美國疾病控制及預防中心的國家防疫主任梅森（Dean Mason）卻指出，政府沒有給廠商足夠的利潤去發展疫苗。

（二）除了利潤微薄之外，萬一疫苗在接種者身上出了問題，藥廠要承擔巨大的醫療及法律責任；如果官司纏身，還要面對龐大的訴訟費及賠償費。

（三）流感疫苗每年都要依照世界衛生組織公布的流感病毒標準名單（名單上有三種病毒）製作新的混合疫苗，即是每年要重複工序一次；比起一般藥物或個別疫苗只需一次程序與一條生產線就可長年大量生產，流感疫苗的情況，相對顯得複雜許多。

（四）如果流感疫苗沒有在當季用完，則不能留待明年使用，而藥廠只能眼睜睜地將剩餘的疫苗通通丟掉，造成財務上的損失。例如惠氏在2000~2002 年間，因生產過剩的流感疫苗，共損失五千萬美元，而光在 2002 年生產的二千萬劑流感疫苗中，惠氏就丟棄了八百萬劑。

因此，現在期盼的就是，食品藥物管理局能儘早放鬆部分規定，讓市場開放，使得更多美國以外的藥廠能提供流感疫苗。

其他疫苗的停產壓力

　　其實不只是流感疫苗，其他疫苗的生產也面臨類似的停產壓力。例如在 2001 年 1 月，惠氏決定停止生產青少年及成人用的白喉及破傷風混合疫苗，因為此疫苗從 1998 年以來需求量大減。結果，生產這種疫苗的重責就留給安萬特巴斯德一家藥廠獨力承擔。而惠氏生產給小孩用的白喉、破傷風、百日咳三合一疫苗（diphtheria－tetanus－acellular pertussis vaccine, DTaP），經食品藥物管理局指出其品管不合格後，也宣布停產。目前三合一疫苗就只有安萬特巴斯德及葛蘭素史克兩家公司生產，美國疾病控制及預防中心在 2002 年指出，這兩家公司的三合一疫苗產量只能滿足美國七成左右的需求。

結語

　　在與人類作戰的過程中，病毒或細菌能夠把新產生的致病性及抗藥性等性質，遺傳給下一代，但人類卻無法將自體在對抗傳染病過程中所產生的免疫力傳承至後代（胎兒得自母體的抗體除外）。不過，有幸前人發現利用施打疫苗以建立個體的免疫力，來彌補這項先天上的弱點。但是當人類社會發展到一個層次時，領導層的官僚政治及個別組織社團的經濟利益，往往阻礙甚至傷害醫療的措

施，這種政經糾纏屬於社會性問題，科學家是束手無策的，在短時間內也必然無法舒緩，似乎在對抗傳染病的戰場中，人類已先自亂陣腳了。

　　雖然本文所探討的事情目前只在美國發生，但畢竟美國也算是醫療研發的重鎮之一，再加上許多國家的政策都以美國馬首是瞻，因此本文內容或許可以給讀者一些啟發。

（2005 年 4 月號）

參考資料
1. 許家偉，2004，〈流感疫苗打了沒？〉，《科學月刊》第 419 卷，901-905 頁。
2. Cohen, J., 2002, U.S. vaccine supply falls seriously short, Science 295: 1998-2001.
3. Enserink, M., 2004, Crisis underscores fragility of vaccine production system, Science 306: 385.
4. Richman, S., 2004, Blame government for vaccine shortage, The Future of Freedom Foundation.
5. Rosenthal, E., 2004, No flu vaccine shortage is reported outside U.S., International Herald Tribune.
6. Walters, M., 2004 Flu vaccine shortage fault of FDA, The Battalion.

網格應用
——禽流感藥物篩選

◎—吳盈達、李宏春、何立勇、李中丞

吳盈達、李宏春：任職中央研究院基因體研究中心

何立勇、李中丞：任職中央研究院網格計算團隊

病毒演變快，藥物研發怎能不快？
日本研究報告與越南病例發現，禽流感病毒可能逐漸發展出抗藥性的變型，
科學家藉重網格計算平臺的優勢，以國際合作模式，加速篩選出可能有效的
化學藥物結構，期望趕上病毒突變的速度。

自從證實 H5N1 禽流感病毒可由禽鳥類直接感染人類的報告問世以來，經世界衛生組織（WHO）確認而報導的感染案例已有二百六十五例，其中包含一百五十九起死亡病例（截至 2007 年 1 月 12 日止），這項事實加深了人們對於大流行病可能再度爆發的恐懼。

全球的醫藥研究單位都十分關心禽流感病毒潛在的演化發展能力，即病毒何時會發展成具有人直接傳染給人的能力。同時，除了主動衛生預防的策略外，醫療藥物的選用與時機也都是目前關心的

課題。而現下，我們擁有兩種有效的抗病毒藥物——葛蘭素史克藥廠（GlaxoSmithKline, GSK）生產的瑞樂沙（Relenza）和瑞士羅氏藥廠（Roche）的克流感（Tamiflu）可供醫療使用。

抗藥性病毒隱憂

這兩種藥是根據流感病毒表面的神經胺酸酶（neuraminidase, NA）活性區的架構來設計的抑制劑。病毒表面的神經胺酸酶，擔負分解人類細胞膜外蛋白末端醣分子的任務，幫助病毒穿透呼吸道的黏膜細胞，使得複製的病毒能夠從宿主細胞中釋放出來（圖一）。一旦神經胺酸酶的功能遭到抑制，病毒的複製與感染能力就會受到破壞。所以，瑞樂沙和克流感這二種抑制劑藥物，瞄準在抑制神經胺酸酶的酵素分解作用，使受感染細胞所製造的新病毒顆粒無法釋放出來，進而削弱病毒複製和傳染的能力，達到減輕病症的目標。

然而最近幾年的日本研究報告發現，大量使用克流感來治療人類流感的同時，會促使一些病毒發展成具有抗藥性的變型。另一方面，在去年（2006）越南禽流感病毒 H5N1 案例中，醫療人員必須提高克流感的劑量，才能減緩病人的病情，在病人的檢體中也發現了具有抗藥性的病毒變型。

以此推論，未來抗藥型病毒的潛在發展將會是一大隱憂，特別

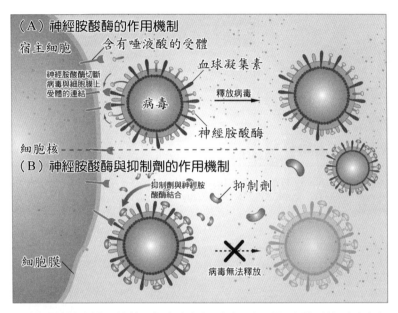

圖一：神經胺酸酶與抑制劑的作用機制。（A）病毒表面上主要有兩種蛋白質：神經胺酸酶（HA）和血球凝集素（H），當病毒在宿主細胞內完成複製，病毒上的神經胺酸酶會切斷與宿主細胞膜受體上的唾液酸連結，使病毒從宿主細胞中釋放，繼續複製其他病毒。（B）因此，一旦神經胺酸酶與抑制劑（例如克流感）結合，病毒便無法自宿主細胞脫離，繼續繁衍。

是大流行開始，目前藥物可能無法有效控制疫情。而人類應該未雨綢繆，繼續研發更多抗病毒的藥物，同時使用新的概念與資源，加速藥物研發速度，以趕上病毒演變的速度。

　　從日本人類流感和越南禽流感的案例中發現，使用羅氏藥廠的克流感治療後，一些病毒的神經胺酸酶發展出抗藥性的變型。在這些變型的活性區內，主要的胺基酸發生了突變（圖二），因而弱化

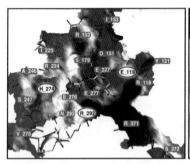

突變位置與胺基酸	NA1	NA2
R292K	oseltamivir、zanamivir	oseltamivir、zanamivir
H274Y（F）	oseltamivir	oseltamivir
N294S	oseltamivir	oseltamivir
E119V	oseltamivir	oseltamivir
E119（G;A;D）	oseltamivir	zanamivir

圖二為神經胺酸酶第二型（NA2, PDB coded = 1ing）的活性區結構，以及抑制劑藥物所交互作用的主要胺基酸，包括 Arg118, Glu119, Arg152, Glu276, Glu277, Arg292, Arg371 等；圓圈標示可能突變位置。表一整理神經胺酸酶第一型與第二型活性區主要可能突變的胺基酸，其中抑制劑表示對該突變型可減弱其效力。

藥物對神經胺酸酶的結合能力，使藥物減低效力。表一綜合一些文獻報導的可能突變位置。

　　由於各種流感病毒的神經胺酸酶相似性很高，科學家推論，這些突變也會存在於爆發大流行的禽流感病毒中，進而發展出抗克流感的變型。特別是在大流行初期，以目前可使用的藥物有限（只有瑞樂沙和克流感二種）的情形，不當的使用大量藥物更會加速變型病毒的發展，如此一來，疫情將變得難以控制。

　　在實驗室中，從確認引起大流行的關鍵病毒，到研究是否存在神經胺酸酶蛋白變型，再個別地進行所有化學藥物庫的篩選，是件極費時且需要大量金錢的工程。如何爭取時效、同時提升投資效益，而不減低有效抑制藥物篩選的成功率，是個值得研究的課題。

化學合成物與藥物

依合成物的結構變異自由度，與可修飾的化學官能基的多樣性來推估，理論上，所有化合物的數量等級約為 10 的二百次方（10^{200}）；然而目前可能存在的所有化學品與合成物的數量，只有大約 10 的七次方（10^{7}）。如何從這些天然或合成的化合物裏，發現、發展出對抗疾病的藥物，是藥物研發的基本目標。

一般的藥廠研發單位，可能掌握著一百零六種化合物進行藥物篩選，以目前可經商業化的一百零三種藥物來算，似乎暗示全面篩選藥物的命中率約為 0.1%（103/106）。但是，考慮目前所有藥物是在不同時段發展出來的，研發單位的藥物庫也不可能一開始就同時擁有這些藥物，而且這些商業化的藥物分別是針對不同疾病標的，一般可以接受的估計是：至少需要實驗篩選一百萬個藥物，才可能篩中一個可以開發成藥物的化學目標物；換句話說，並不是所有化學化合物都可以成為藥物。

實際上，大多數的化合物本身可能存有毒性，或是經過生物體代謝後產生有毒的次產物。有些化合物的水溶性高，身體吸收不佳；有些則非常不易溶於水，所以調配不容易。在 1997 年，Christopher Lipinski 依據現有的藥物進行分析統計，得到一般可為藥物

（drug-like）的規律，即為所稱的 RO5（rule of five）。後來又有建議加入化學分子可轉動單鍵數（numbers of rotatable bonds）的限制。這些規則常被用來篩選化合物是否可成為藥物的條件。

傳統篩選耗時且命中率低

目前藥物研發的主要方法是依靠高速篩選平臺，以進行直接實驗，評估每一個化學藥物對疾病標的物所具有的生物活性，然後取最佳者為開發目標。新式的藥物篩選平臺具備機械手臂，使用微量體積（$\mu\ell$, 10^{-6}公升），同時進行多個藥物（於 384 或 1536 多孔盤）的活性實驗，估計一天可以進行十萬個以上化學藥物的生物活性實驗。

雖然這樣的技術可以快速、而且直接地評判每個化學藥物，但是以目前篩選命中率估計（至少篩選一百萬個藥物才可能篩中一個可以開發的目標物），進行一次完整的篩選得花費約百萬美金。如此初始的投資並非一般研究實驗室可以進行。

同時，一次完整的篩選所產生的大量數據，也並非一個專業人員可以簡單目視來判讀的，這其中還包括其他因素，例如機械的誤差、藥物本身的螢光特性、操作時間的差距、分析儀器的長時準度等所產生的變異與雜訊，造成假有效（false positive）與假無效（false negative）的判定變得困難，使得單純使用高速篩選平臺並不

能發揮益處。更有甚者，如果篩選的疾病標的實驗樣品十分貴重，且可用量又有限的情況下，全面篩選的可能性就相對地變得不可能。

電腦提升藥物篩選效率

　　綜合病毒的特性與全面篩選的經濟考量，利用電腦輔助藥物的模擬可以提供專注性較佳的實驗，以達到速度與投資效益上的目標。同時，電腦模擬資訊也能夠協助藥化學家分析、決定如何進行目標化學物的最優化，以期增加藥物活性時，同時保持藥性特徵。

　　電腦輔助藥物模擬的方法很多，簡單分類，可分為以化學藥物與以標的蛋白質結構為基礎的模擬兩種。前者常用方法包括所謂藥效基團的建立與分析、藥性分析、活性特徵，使用於量化結構與活性關係、量化結構與特性關係，以及虛擬藥物篩選方法；後者主要使用 docking 或分子動態模擬方法，評估化學藥物與疾病標的蛋白質相互作用的結合能力。

　　雖然在以往主流藥物的研發程序，以標的蛋白質結構為基礎的模擬沒有得到很好的重視，但近年來，由於藥物研發的潛在標的物增加，且許多標的蛋白質的 3D 結構也已完成，目前累計在蛋白質結構資料庫的 X 射線解析的蛋白質結晶結構，有近四萬個之譜。

　　同時，以結構為基礎的藥物設計模擬方法，在理論、計算能力

與速度上也有明顯的進步，化學資訊工具更是較於之前完備。所以使用電腦輔助藥物模擬，不僅是不能避免之需，不同模擬工具的使用時機，也能提供不同的藥物研發資訊。雖然目前還不能斷言，電腦輔助模擬篩選對藥物研發一定會有助益，但最近有幾個獨立開發的例子，顯示了透過 docking 方法進行以結構為基礎的模擬，篩選命中率比全面性的隨機篩選要高得多。

網格計算篩選藥物程序

以標的蛋白質結構為基礎的模擬，主要是模擬化學藥物與標的蛋白質結合的樣式（complex），用以推算化學藥物與標的蛋白質相互作用的結合力，以及判斷各個化學藥物的優劣，從中篩選出具有發展潛力的化學藥物。

目前，模擬藥物與標的蛋白質結合的樣式大多使用 docking 方法。由於 docking 模擬計算是一個化學藥物結構獨立對應標的蛋白質結構來進行的模擬方式，若以 N 個藥物結構對 M 個可能的神經胺酸酶突變標的來估算，篩選模擬就必須先完成 N×M 個獨立的任務工作。

又若以 Autodock（docking 方法之一）為 docking 核心，使用一般性嚴謹參數，每個化學藥物結構的 docking 模擬需要約三十分鐘的

CPU time（註），那麼對八個可能的突變標的，分別進行三十萬個模擬篩選，就需完成二百四十萬個獨立任務，使用接近 137 CPU 年（以使用 Xeon 2.8 GHz 粗估）。為時效考慮，單一研究單位可能需要投資大量的叢集（cluster）來完成如此巨大的計算；另一方面，推估每一個 autodock 的結果需要 130 Kbyte 的儲存空間，儲存全部任務就需要 600 GByte（單一備份）的儲存空間。

電腦網格擁有分享分散的計算與儲存資源，可以解決單一研究單位計算資源上的限制與不足。一般小型單位可能沒有能力，或是不想為了單一需求而投資大量的叢集與儲存設備。電腦網格計算平臺可以將獨立的 Autodock 任務，交予個別的計算單元來分工，加速完成整體的計算結果。以下簡單敘述利用電腦網格計算平臺，進行 docking 方法模擬篩選抗病毒藥物程序（圖三）：

（一）建立神經胺酸酶第一型的結構模型

各種流感病毒的神經胺酸酶之間有很高的相似度，比較其結構可以觀察到：基本上，活性區主要胺基酸的相對空間架構是一致的。所以，為得到神經胺酸酶第一型（NA1）與可能突變型的結構，我們先取用兩個 H5N1 的神經胺酸酶蛋白序列（Q2L8A1 和 Q9Q0U7），參考蛋白質結構資料庫中已知其他型的神經胺酸酶（第

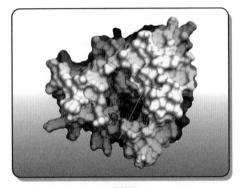

參考其他神經胺酸酶的Ｘ射線3D結構，以分子模擬方法，完成目標病毒神經胺酸酶的正常與突變的結構模型。圖為神經胺酸酶第一型的模擬3D結構。

建立化學藥物結構庫

在內部的化合物資料庫中，以RO5條件過濾出可為藥物的化合物，建立一批用於篩選模擬的化學藥物結構資料庫。

DIANE
分散式分析架構

工作站

工作站

工作站

工作站

工作站

透過分散式分析架構（DIANE），將大量計算任務分配到網格中的工作站。多個節點同時執行計算任務，大幅縮減運算時間。任務完成後，系統將回傳藥物篩選模擬結果。

圖三：網格計算模擬篩選抗病毒藥物流程。

二型、第四和第九型）的 X 射線 3D 結構，以分子模擬方法完成八個
神經胺酸酶第一型，以及其變型結構模型。

（二）建立三十萬個化學藥物結構庫

先由內部收藏的化合物資料庫取得 2D 化學分子，經 RO5 條件過
濾，得到一般可為藥物（drug-like）的化合物，再計算使 3D 結構能
量最小化，考慮各化合物在一般實驗篩選條件下（pH.0）可能存在
的分子形態，我們準備了約三十萬個化學藥物結構用於篩選模擬。

（三）使用 Autodoc3 作為篩選核心

在眾多的 docking 工具，Autodock3 是常被推崇的模擬軟體。考慮
化合物可以彈性地擺出各式構形下，我們運用基因演算法（Genetic
algorithm, GA），搜尋在標的蛋白質活化區內，達到最佳交互作用的
化合物結構的構形。

（四）網格計算平臺與模擬部署

這次進行的抗禽流感病毒藥物模擬篩選，是一國際合作的計畫
案，得到歐盟 EGEE 計畫的官方認同，並給予支持使用 EGEE/WLCG
電腦網格基礎設施資源。此計畫同時也受到另一個瘧疾計畫 WIS-

DOM 的支援,提供在網格平臺上部署大量計算資料的經驗技術。所以計畫在不到一個月的時間,在三個不同的電腦網格設施(AuverGrid,EGEE 和 TWGrid)便完成部署,同時在二千個節點(cpu node)上執行 docking 計算。不僅展示網格計算在新領域的應用經驗,同時也就提升電腦網格在任務交付的速度與數量,以及網格計算結果的回收效率等兩個重點上進行測驗。

我們對神經胺酸酶第一型的八個模型結構,進行了超過三十萬種化合物的 docking 處理,同時也希望在篩選數據中,分析出潛在微小變型在抗藥能力上的影響。其中瘧疾計畫 WISDOM 負擔對七個目標結構進行模擬篩選,DIANE 部署進行對一個目標結構模擬篩選;前者目標在測驗自動任務的交付能力、網格狀態偵測、失誤的回覆功能等,後者著重在測驗拉引式的作業調度,與互動式的工作處理兼具彈性恢復失敗的功能。

電腦網格模擬的重要性

經由電腦網格計算平臺模擬化合物與蛋白質結合的工作,可以分配到多個網格上的電腦計算節點,多個 docking 任務同時進行以加速整體任務的完成。此計畫顯示估計約需 10^5 CPU 年的 docking 任務,經使用網格資源而縮短到六週。大量的化合物數據庫可以有效

地在網格上執行 docking，產生化合物與蛋白質相互作用的資料。

　　從數據分析發現，此次電腦篩選模擬可以有效地選出已知具有活性的化合物，例如，瑞樂沙被模擬結果列為前 2.4%內的化合物，並且建議大部分（超過 90%）為可被濾去的不活性化合物，因此降低未來實驗篩選的花費與時間。而且，在八個神經胺酸酶第一型目標中，T01（E119A 的變型）以及 T05（R293K 的變型）對已知抑制劑的活性影響較大。另外第一型特有的 Tyr344 胺基酸對化合物 docking 的結果有影響。陸續由分析模擬篩選所得到的資訊，將提供作為進一步的藥物設計考量。

　　不可諱言的，實驗人員與理論家對於模擬結果的應用有不同的信任想法，但是由過去的經驗發現，模擬結論對於實驗進行方向確實有參考價值。要使模擬更能接近實際，特別是在藥物研發領域，最重要的是藥化學家的意見參與。所以，使電腦網格模擬推展到成為藥化學家的工具就變得十分重要。

　　由於此次禽流感藥物的篩選模擬計畫，成功地使用了 DIANE 來進行作業調度與工作處理，而且 DIANE 本身是一個通行的架構，便於任何應用工具的整合溶入，所以使用 DIANE 能讓圖面人工界面（GUI）的設計變得容易。近日中研院團隊努力的目標，是以此建立服務平臺操作網格，讓網格資源的使用更為簡易，使原本不熟悉網

格的藥化學家，直接與大量的模擬計算互動，達到使用新的概念與資源，來加速抗流感藥物研發速度的目的。

註：CPU time 是一個簡稱，代表電腦中央處理器完成一個運算工作需要使用的時間量。因為是時間，可計以秒、分、時，甚至是年。如果全部完成的時間有很多秒，就以 60 秒＝ 1 分鐘，60 分鐘＝ 1 小時，24 小時＝ 1 天，365 天＝ 1 年，換算成 CPU 年。

誌謝：能夠順利完成階段目標，筆者必須感謝所有參與協助操作資源的 EGEE、TWGrid，AuverGrid 和 BioinfoGRID 的網格平臺管理者，以及 LCG ARDA 對於 DIANE 的技術支援。對於參與 WISDOM 部署的所有歐洲網格單位以及中央研究院網格計算團隊，筆者在此一併致謝。

（2007 年 2 月號）

參考資料

1. Peiris, J. S., W. C Yu, C. W. Leung et al. Re-emergence of fatal human influenza A subtype H5N1 disease. Lancet, 363: 617-619, 2004.
2. von Itzstein, M. et al., Rational design of potent sialidase-based inhibitors of influenza virus replication. Nature(London) 363:418-423, 1993.
3. de Jong, M. D. et al., Oseltamivir Resistance during Treatment of Influenza A（H5N1）Infection. N. Engl J Med 353:2667-2672, 2005.
4. G. M. Morris, D. S. Goodsell, R. S. Halliday, R. Huey, W. E. Hart, R. K. Belew and A. J. Olson, Automated Docking Using a Lamarckian Genetic Algorithm and and Empirical Binding Free Energy Function, J. Computational Chemistry 19:1639-1662, 1998.
5. Moscona A., N Engl J Med., 353:1363-73, 2005.
6. Lipinski,C.A. et al. Experimental and computational approaches to estimate solubility and permeability in drug discovery and development settings. Adv. Drug Delivery Rev., 23, 3 - 25, 1997.

恐怖的 1918 年流感病毒

◎——江建勳

1918～1919 年間全世界發生流行性感冒的大流行,也就是俗稱的
「西班牙流行性感冒」(Spanish Flu),結果奪取了估計三千萬人
的性命(其中許多人為年輕的成年人及免疫系統正常的人),超過
第一次世界大戰死亡的人數。這是有史以來最慘烈的一次流感疫情。

有科學家認為,此次毀滅性的感染起源於鳥類,而非從前推論
的動物——豬。最近美國科學家已著手在實驗室中,重新建立了一
株引起 1918 年流行的病毒株,然後以此病毒感染小鼠,進一步了解
為何病毒變成如此有效率的殺手。

結果藉由功能性基因組分析方法,科學家發現小鼠的免疫系統
對於此病毒株的感染產生猛烈反應,而動物在死亡幾天之後毒性物
質仍然具有活性;同時動物也受苦於嚴重的肺部疾病,此情況亦為
病毒的特徵。科學家又發現重建的病毒會活化小鼠與免疫系統有關
的基因,造成嚴重肺部損傷及死亡,這些基因中包括與細胞死亡有

關的基因。

　　John Kash 博士是該研究報告的首位作者，也是華盛頓大學微生物學系助理教授，他表示實驗動物的免疫反應被病毒高度活化，這種反應造成病毒更加傷害宿主。他同時懷疑人類會產生類似反應，因此將來的實驗應該分解動物免疫系統的所作所為，方可了解為何免疫反應如此強烈，仍無法對付病毒感染。

　　令人極為擔心的情況是：目前全世界死於H5N1禽病毒的人，與死於 1918 年流感世界大流行的人具有相同的死亡模式。這種現象非常糟糕，即使當今的禽病毒與 1918 年流感病毒的差異在於尚未發展出人傳人的快速傳播能力，一旦H5N1禽病毒產生突變或與其他流感病毒交換基因，就有可能再度造成幾千萬人死亡的大災難。因此藉由這類實驗，科學家有可能發展出新的方法來同時對付感染與病毒本身，以避免禽流感的世界大流行。

（取材自：1918 flu virus's revealed. BBC Health News Online, 20060927.）

（2007 年 1 月號）

流感病毒株大解碼

◎──江建勳

为了要努力打敗流行性感冒造成的的全球性流行，美國科學家於
2004 年 11 月 15 日，宣布進行一項研究計畫：確立幾千株流感
病毒的基因序列，因為基因序列可解釋流感病毒株的毒性。

　　研究人員已經收集有關流感病毒遺傳物質的無價資料，例如，
何種物質會使得一種病毒株具有比其他病毒株更強的毒性，但是目
前這類數據大都只是根據少許病毒株基因序列的斷簡殘篇而已，而
新計畫是由幾間科學機構，包括由美國國家過敏及傳染病研究院
（National Institute of Allergy and Infectious Diseases, NIAID）領導，目
標是完成幾千株同時會攻擊人類與鳥類的流感病毒完整基因的定
序。鳥類被認為是毒性較強的人類流感病毒株的培育場所，每隔一
段時間就橫掃全球，殺死幾百萬條人命。專家擔心，目前橫掃亞洲
殺死雞群的禽流感病毒，可能會產生在人與人之間容易傳播的能
力；而同時，由於英國流感疫苗製造廠於 10 月時取消了對美國一半

的供應量，疫苗供應的脆弱性已經浮現。

　　藉由流感病毒基因序列資料庫的建立，資料整理人員希望能鼓舞科學家，盡力消除未來流感可能帶來的全球性流行，例如調查並比較流通於禽類動物中的病毒株，且研究病毒突變的過程，如此一來，不但使科學家警覺有流感流行逼近，並可幫助科學家選擇病毒株製造疫苗。資料也可拼湊成更正確的圖形：為何某種病毒株比其他種病毒株更具致命性，或者在某種特殊族群中更惡毒。美國國家過敏及傳染病研究院的計畫主持人 Maria Giovanii 表示：「科學家需要一個包括許多不同流感病毒株的資料庫。」未來該研究院將以每年一百～二百萬美元的經費投資此計畫。研究團隊已經建立一條生產線來培養不同的病毒株，分離其遺傳物質，並個別來定序，研究人員希望以此種工作方式，一年或許可以解決五百～一千個病毒株。下一步是詢問各科學家，從哪一株病毒開始研究，並排定優先順序，如聖猶大兒童研究醫院的 Robert Webster 也參與此計畫，他擁有一個儲藏庫，收集了過去二十七年來超過一萬二千株的禽流感病毒株，可真了不起！

（取材自：Pearson, H., 2004, Mass decoding planned for flu strains, Nature Online.）

（2005 年 1 月號）

禽流感越來越毒

◎—許家偉

自從 1997 年第一宗 H5N1 禽流感病毒感染人類的病例出現之後，先後陸續發生 H9N2、H7N7，以及再次出現的 H5N1 禽流感病毒感染人的事件，但幸運的是，這些病毒尚未出現人傳人的情況，所以沒有發生大規模的流行。但為何禽流感病毒感染人的事件會日益增多呢？

為了探討以上問題，中國大陸的哈爾濱獸醫學院（Harbin Veterinary Research Institute）的研究人員從 1999～2002 年間在大陸沿海城鎮的農場健康鴨隻中，收集並分離出二十一種不同株的H5N1 鴨流感病毒。研究人員在實驗室中先利用這些病毒感染鴨隻，一如所料並沒有造成任何鴨隻的死亡，因為病毒本來就在農場鴨隻中存活，也沒造成任何家禽業的損失。

但若將這些鴨流感病毒感染雞隻，除了一株屬於 1999 年的鴨流感病毒外，所有 2000～2002 年株的鴨流感毒都對雞隻造成百分之百

的死亡率！

　　如果用老鼠做實驗（自然界中沒有發現流感病毒感染老鼠的例子，但在實驗室中這是最常用的哺乳類動物模型），卻發現這些鴨流感病毒使老鼠產生病變的能力與其病毒株的年份有直接的關聯。1999～2000 年的病毒株對老鼠沒有致病力，2001 年的病毒具有低程度及中等程度的致病力，2002 年的病毒具有高致病力。從基因演化樹的結果判斷，大約在 2001 年時，鴨流感病毒對哺乳類動物的致病力大增。

　　從以上結果看來，流感病毒能夠在鴨隻身上不斷地改變，而這些累積的突變的確可以造成病毒致病性提升，這是首次比較有系統的指出，為何禽流感病毒在短短的幾年間，會變得如此猖厥，而研究人員也相信，總有一天，禽流感病毒感染人類的災情，會逐漸演變得比之前更為嚴重。

（取材自 Proc. Natl. Acad. Sci, USA 101:10452-10457, 2004.7.13）

（2004 年 11 月號）

恐怖的生物武器
——流感病毒

◎——江建勳

美國研究小組警告，流行性感冒所造成的致死率比從前所認為的更大；一旦
其定序工作完成，狂妄而恐怖的科學家就可能利用此資料來製造毒性更大的
微生物武器。

流感病毒可為生物武器

科學家提出警告，流行性感冒可成為比天花或炭疽更危險的恐怖生物武器，英國皇家醫學會期刊中有一篇論文指出，恐怖分子可能會濫用由 1918 年流行性感冒（殺死二～三千萬人）病毒基因組定序得來的資料，一旦定序工作完成，狂妄而恐怖的科學家就可能利用此資料來製造毒性更大的病毒株，他們一定會想盡辦法以噴霧形式來散播流行性感冒，這更增加其作為微生物武器的吸引力。美國研究小組並警告，流行性感冒所造成的致死率甚至比從前所認為的

更大，目前估計一年內可殺死二萬個美國人，但真正的死亡數字可能比預估的要超過四倍，因為流行性感冒有時也會引發致死性心臟病。

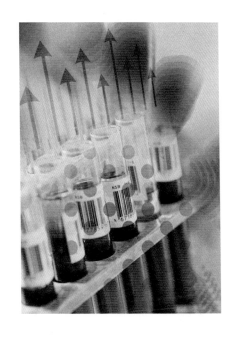

現今特別令人擔心的問題是，流行性感冒病毒被作為微生物武器的可能性如何？由於這種病毒很普通，因此讓恐怖分子更容易取得，也由於流行性感冒極為常見反而使得專家更難以鑑定群聚的病例。因此通常在偵測到疾病發生前，流行性疾病已經開始大流行了，而當想要控制疾病流行時，卻很難以接種疫苗的方式來事先防範，因為病菌培養期太短而無法製造出疫苗；流行性感冒也十分難以消除，因為鳥、大鼠及豬都會攜帶病毒。專家認為世界衛生組織及美國疾病管制中心等機構，必須協調各行專家如流行性感冒、恐怖主義、衛生政策、國際法及倫理專家等，來仔細討論流行性感冒病毒可能淪為恐怖生物武器的敏感問題。他們也呼籲實驗室採取更安全的措施、囤積更多抗病毒藥物及進行更多疫苗研究，同時改良免疫接種計畫並更周延地將疾病調查

工作做得更好。

　　科學家認為，使用流行性感冒病毒作為生物武器是個機率問題。英國與美國的研究小組大約二年後就可以完成流行性感冒病毒基因組的定序，雖然研究結果可以精確地指出病毒為何能殺死幾千萬人，但利用這種資料來製造生物武器其實仍然十分困難，這種工作必須仰賴許多專業人士及精密技術，同時需要大量人力來增強病毒的毒性，不過時間再配上機率仍然可能成功。

1918 年神秘流感病毒

　　最近科學家研究 1918 年引發全世界致命性人類流行性感冒大流行的病毒基因又獲得新的結果，他們企圖要了解是甚麼原因造成這株病毒如此惡毒？由於「西班牙流行性感冒」殺死多達幾千萬人，研究人員表示這種致命性大部分來自流感病毒的表面蛋白，美國華盛頓大學的 Yoshihiro Kawaoka 與其同事由埋在永久凍土裏的病患屍體及其他臨床組織取得樣品，重新製造出 1918 年流感病毒株的兩個表面蛋白質：血球凝集素（hemagglutinin, HA）與神經胺酸酶（neur-aminidase, NA），以之取代現在流感病毒的表面蛋白。

　　從前其他實驗室的研究已經發現攜帶 1918 H 的混合型流感病毒會引起小鼠產生流感症狀，而人類病毒的 H 則無相同作用，Kawaoka

的研究小組則再進一步實驗,將 1918 H 放入人類流感病毒,這種病毒原先不會感染小鼠,但是現在卻成為小鼠的殺手,製造 1918 H 的混合型病毒對小鼠不僅產生致命性,而且更容易複製,病毒會侵入小鼠肺臟更深的組織,並引發更不易處理的損傷。但以 1918 年人類流感病毒株 N 蛋白質所作的類似實驗卻未顯示這種結果。

　　1918 年流感病毒株具有嚴重致死性的關鍵似乎是由於其 H 蛋白質會對宿主免疫反應的分子(稱為促發炎細胞激素,pro-inflamma-tory cytokines)產生作用,許多病毒性疾病所引起的嚴重後果就是由於過度誘發免疫反應而產生。Kawaoka 小組發現攜帶 1918 H 的混合型病毒會誘使細胞素活化一種稱為巨噬細胞的白血球,同時吸引中性球(另一種白血球)進入肺臟的肺泡,在此這些白血球不但不會吞噬清除受感染的細胞,反而造成肺部組織難以收拾的傷害。研究小組提出警告:攜帶類似 H 的病毒目前或許仍然在野鳥身上循環,如果再度侵犯人體可能無法治療。Kawaoka 小組發現曾經罹患 1918 年流感的人體內具有抗體可以中和重建的 1918 H。然而即使流感病毒株與 1918 病毒株屬於同一家族,目前對流感病毒免疫的人卻對混合型流感病毒束手無策。

　　最近美國因流行性感冒疫苗數量嚴重不足而鬧得輿論批評沸沸揚揚,原因是英國利物浦製造流感疫苗(開隆疫苗,Chiron Vaccines）的工廠害怕產品受到污染而關閉，結果疫苗供應發生困難（該製造量占美國市場需求的一半）。導致疾病管制中心甚至全世界各地收括多餘的疫苗，由於流感季節已經來臨，如果恐怖分子趁機攻擊，施放可能的混合型流感病毒作為生物武器，而絕大部分人對新病毒體內都沒有抗體，這可會釀成大禍的！

（2004 年 11 月號）

參考資料

1. Flu bioweapon fears. BBC Health News, 20030701.
2. MacKenzie, D., Virulent 1918 flu genes resurrected. New Scientist, 20041006.

禽流感對全球的衝擊

◎—江建勳

由於禽類動物流行性感冒（簡稱禽流感）H5N1 病毒在 2003 年開始好發於東南亞，總計有十幾個國家爆發禽流感，幾百萬隻鳥類已經死亡或被摧毀。這株病毒在東南亞已經成為禽類動物的主要殺手。世界上大部分的國家，都對這一株致死性禽類流感病毒提高了警覺。

禽流感病毒在 2005 前半年擴散至東歐，人類感染禽流感的病例也大幅增加，雖然無法與鳥類相比，但累計至 2006 年 2 月中旬，已經有九十個人死於禽流感，致死率約為 50%。

2006 年 1 月發生第一宗亞洲以外的人類禽流感死亡病例，更引起人們恐懼，還好世界衛生組織（WHO）指出，在土耳其的死亡病例是因人與受感染的鳥類密切接觸引起，並非由人傳染給人。雖然大部分人類病例皆是如此，但是世界各國政府都鼓勵研發全球性策略，來嘗試制止病毒擴散。

人們對禽流感最大的恐懼在於，每當一宗新的人類病例發生，就可能增加病毒突變的機會，產生毒性更強且更具致命性的病毒株，也可能更容易由人傳染給人。這株殺手病毒在2月時攻擊第三大洲──非洲的國家，當時在奈及利亞的家禽中偵測出H5N1病毒。同一個月，歐盟也發現第一宗禽流感爆發，在義大利以及希臘都有病例被證實。

2003年至2006年6月人類禽流感病例統計表

國家	亞塞拜然	柬埔寨	大陸	吉布	埃及	印尼	伊拉克	泰國	土耳其	越南	總計
案例數	8	6	19	1	14	51	2	22	12	93	228
死亡數	5	6	12	0	6	39	2	14	4	42	130

註1：病例數已包括死亡人數／註2：WHO發布的病例數已由實驗室確認
資料來源：世界衛生組織（WHO）6月20日發布

（取材自：Global impact of bird flu. BBC Health News Online, 20060622）

（2006年7月號）

禽流感與免疫反應風暴

◎—江建勳

香港大學的科學家 Michael Chan、Malik Peiris 以及在越南的合作者，於 2005 年 11 月 11 日在網路版《呼吸研究》期刊（Respiratory Research）報告：禽流感病毒 H5N1 會引起發炎蛋白質細胞素（cytokines）及化學素（chemokines）大量增加，加速感染肺臟細胞，促使呼吸道發炎並讓病人呼吸困難；同時，導致病人併發威脅生命的肺炎及急性呼吸窘迫症，造成禽流感病情異常嚴重。這是一種免疫系統的過度反應，即所謂免疫系統「風暴」（immune system storm），具有致命性。

研究人員將 H5N1 病毒感染病人的肺臟組織，量測細胞素及化學素的數量，與毒性較小的人類流感病毒株 H1N1 比較後，發現 H5N1 病毒株比 H1N1 病毒株誘發更多的前發炎蛋白質（pro-inflammatory proteins）。病人感染 H5N1 後，支氣管上皮化學素 IP-10 的量高達 2200 μg/ml，而感染 H1N1 只有 200 μg/ml。研究人員也量測其他免疫

系統的發炎化學物質，包括干擾素β（interferon beta）、RANTES 及介白素 6（interleukin6, IL-6）都得到類似的結果。H1N1 病毒株引起的影響比 H5N1 小了許多。

科學家在實驗中使用的H5N1病毒株，取自1997年死於香港爆發禽流感的病人及2004年兩位感染禽流感的越南病人；H1N1病毒株則自感染平常季節性流感的香港病人身上取得；肺臟組織則是取自死於非流感的病患。後來研究發現，與 1997 年的香港 H5N1 病毒株相比，越南的H5N1 病毒株會引發較大的一連串作用；科學家表示這情況可能由於病毒持續突變造成，H5N1 病毒株持續與其他來自鳥類流感病毒株的遺傳物質混合，而獲得不同的內部基因。

因流行性感冒併發症而死亡的人，一般為老人或小孩，但是1918年西班牙流感H1N1病毒株在幾個月內橫掃全球，殺死近一半的全世界人口（約三千萬人），其中有許多是健康的年輕人。相較之下，1957 年的世界性流感殺死二百萬人，而 1968 年的 H3N2 病毒則殺死一百萬人；即使在最年幼及最年老的病人間，1918 年因H1N1流感病毒而死亡的人數也只比一般流感增加十倍，但年輕人的死亡數目卻增加了一千倍，顯示流感病毒的詭異。根據最近世界衛生組織的數據發現，東南亞有一百二十七件人類感染禽流感H5N1 病毒株的案例，其中有六十六人死亡，表示禽類動物的流感病毒株的確會傳

染給人，死亡率高達 50%以上。而專家警告，如果病毒突變成人傳人，流感的世界性大流行可能會因此爆發。

該研究證實，早期有關禽流感H5N1病毒株誘發細胞素「風暴」的研究工作，有助於科學家了解此疾病的病理生理學。如果病人感染H5N1病毒，醫生應該知道除了給予病人抗病毒藥物之外，也需要使用其他藥物來抑制其免疫反應，增加病人的存活率。其他科學家警告，目前的情況越來越像 1918 年的流感大流行，而最新證據也顯示病毒株含有鳥類的基因。不過筆者認為在現階段人們倒不必特別擔心害怕，甚至干擾日常生活；我們應該觀察：臺灣是否發現禽流感H5N1病毒的蹤跡？國外是否出現大規模的人傳人案例？如果這兩種現象確實出現，這時候才該緊張，檢視國家的防疫政策是否負責有效。

（2006 年 1 月號）

禽流感可能變成人傳人

◎—江建勳

依據 2005 年 1 月 27 日《新英格蘭醫學期刊》的一篇論文報告，去年夏天，泰國一位十一歲的女孩似乎將禽類動物流行性感冒（簡稱禽流感）傳染給她的母親與阿姨，這是第一宗正式文件記載的禽流感病毒株 H5N1 在人與人之間傳染的病例。

SARS 於 2003 年引發全亞洲的大浩劫，因此科學家呼籲，必須著手制定避免疾病全球大流行的預防方法，亞洲的禽流感特別險惡，期刊編輯如此敘述：在 2004 年 1 月至 3 月間有超過一億二千萬隻家禽死亡或被撲殺。依據世界衛生組織報告，2004 年泰國及越南有五十二人被感染，三十九人死亡。專家長久以來就擔心此種特殊的禽流感病毒將會突變，並造成容易在人與人之間傳染的情況，正好啟動流行性感冒的世界性大流行。

目前，人傳人的病例只限於這篇報告，也有傳說去年在越南可能有人與人間傳染的病例，但是並沒有正式報告。H5N1 是一種特殊

的禽流感病毒株，
在 1997 年出現於香
港，造成六人死
亡，現在可能因為
突變而更為惡毒。

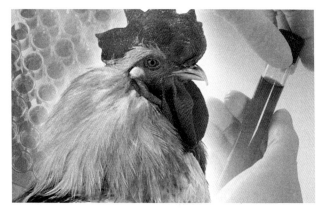

病例報告中敘
述：生病死亡的女
孩與阿姨住在泰國

如果禽流感真的會人傳人，就極可能產生大流行。

的某個省份，平日都在高架的屋子底下睡覺及遊玩，在這裏養了許
多雞自由活動，當雞群得病後，最後一隻雞死於 2004 年 8 月的最後
兩天，而女孩於 9 月 2 日生病，並於 9 月 7 日在當地醫院住院，第二
天她被轉院至省立醫院，但在住院後三小時死亡。女孩的母親於 9 月
7 日由曼谷前去醫院，母親與阿姨兩人照顧女孩時都未使用保護措
施，在女孩死亡三天後母親也產生類似症狀，接著也死去。母親只
曾在老家前停留十分鐘，這麼短暫的時間不足以引發雞對人的傳
染；而阿姨於 9 月 16 日發病，是在最後接觸雞隻的十七天後，禽流
感的潛伏期一般為二至十天，因此也認為是被女孩直接傳染。

我們由這篇最新的報告可以讀出的訊息為：大家在心理及實務
上都必須準備好，科學家表示有一種假說認為禽流感病毒在早期時

傳染不太有效率，目前的確有許多證據證明，如果真發生禽流感會由人傳人的話，就極可能產生疾病的大流行，因此我們必須在其源頭處將其消滅，同時全世界的國家必須儘速囤積抗病毒藥物（某些國家已經開始如此做了），並訂定計畫將藥物分配給疾病爆發的區域，當然也必須準備疫苗，因為當遇上禽流感時，每一個人都像是小孩子，身體內沒有抗體，人類對此病毒並無免疫性，或許應該對人接種針對H5N1病毒的疫苗，雖然目前並無此種疫苗存在，但至少以上動作可以預先教育社會大眾，讓人產生警覺而會有較佳的反應。

（2005 年 10 月號）

禽流感無法人傳人之因

◎─許家偉

自 2005 年以來，已經有超過一百宗人類感染 H5N1 禽流感病毒的個案（死亡率高達 50%），但 H5N1 禽流感病毒尚未顯現出人傳人的能力，所以病毒學家一直想了解為何 H5N1 禽流感仍無法以人傳人方式傳播，或許能夠從中了解禽流感病毒的傳播機制。

流感病毒與其他病毒一樣，感染的第一步必須要與細胞表面的受體結合。禽類流感病毒的受體主要是那些有唾液酸（sialic acid）連接的半乳糖，唾液酸與半乳糖是以α-2,3 形式相連（即唾液酸上的第二個碳原子與半乳糖上第三個碳原子相連接），因此此結構簡稱為 SAα2,3Gal；而人類流感病毒卻偏向與α-2,6 形式相連的半乳糖及唾液酸結合，亦即 SAα2,6Gal。

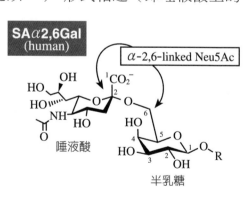

由美國威斯康辛大學的河岡義裕教授所領導的研究小組，利用免疫組識螢光染色技術，仔細地分析人類呼吸道中 SAα2,3Gal 及 SAα2,6Gal 的分布，相信找到 H5N1 禽流感病毒在人類中傳播受限的線索。研究發現，SAα2,6Gal 在人類鼻黏膜的上皮細胞中占絕大多數，SAα2,3Gal 卻很少見；接下來，在人類鼻竇、咽喉、氣管、支氣管的上皮細胞上主要亦是 SAα2,6Gal；在更深入的人類終端小支氣管及呼吸道小支氣管中，其上皮細胞也都是 SAα2,6Gal 為主。而 H5N1 禽流感所偏好的 SAα2,3Gal 只能夠在人類呼吸道深處的小支氣管，以及肺泡之間交界處的無纖毛小支氣管細胞上才能找到；而進行氣體交換的肺泡壁上，也有一些細胞有 SAα2,3Gal。這些帶有 SAα2,3Gal 的細胞，也同時出現表面活性物質 A 蛋白，即第二型肺泡細胞；而在臨床觀察所見，H5N1 禽流感病毒的確能感染病人的第二型肺泡細胞。

　　而在病毒界享負盛名的荷蘭鹿特丹埃拉姆斯（Erasmus）醫學中心的研究小組，更直接用螢光標示的流感病毒，來觀察病毒在呼吸道細胞的結合情況。結果發現，H5N1 禽流感病毒與人類終端小支氣管中的第二型肺泡細胞、肺泡巨噬細胞及無纖毛表皮細胞給合，與前述美國的研究吻合。進一步擴大觀察比較，發現H5N1 禽流感病毒這種與下呼吸道細胞結合的現象，在貂及家貓中也一樣（前者是傳統上應用在流感病毒感染的動物模型，後者也證實能被禽流感病毒

感染），但是在老鼠及獼猴的呼吸道中卻有差異。

　　所以，一般的人類流感病毒顯然容易跟呼吸道的支氣管、小支氣管細胞以及部分肺泡細胞結合並感染它們；反之，H5N1 禽流感病毒只能感染一些在肺部深處的肺泡細胞。由此可見，雖然 H5N1 禽流感病毒能從鳥類傳播到人類中，但它們似乎只能在呼吸道下端的細胞中複製繁殖，限制了它們人傳人的能力；若 H5N1 禽流感病毒像一般人類流感病毒般，能感染呼吸道上端的細胞及組織，就可以藉由打噴嚏及咳嗽傳播，達到人傳人的能力。

　　而這項發現也指出，H5N1 禽流感病毒在人類的致命性為何如此高，因為病毒在肺的深部肆虐，造成肺氣泡鄰近的免疫細胞（特別是巨噬細胞）攻擊受感染的細胞及組織，使得病人呼吸非常困難而最終缺氧。另一方面，由於所有流感病毒都是用其表面的血凝集素（HA）與 SAα2,3Gal 或 SAα2,6Gal 結合，因此禽流感病毒的 HA 能否發生及累積突變，而使之變成能與 SAα2,6Gal 結合，就將會是它能否人傳人的一大關鍵。

（2006 年 6 月號）

參考資料

1. Shinya K,et al. 2006, Influenza virus receptors in the human airway. Nature 440: 435-436.
2. van Riel D,et al. 2006, H5N1 virus attachment to lower respiratory tract. Science April.

流感大爆發沒有週期

◎─許家偉

翻開最近有關流行性感冒（簡稱流感）的報導，常會聽到「週期說」，意即流感的大流行是週期性地發生。但詳讀報導內容，對於爆發頻率卻有所出入，有的是「大流行是以十～十四年為一週期」，有的說「每隔三十幾年爆發一次大流行」，為何會有這些不同的描述呢？

其實看看二十世紀流感大流行的爆發年份（見附表），並沒有發現固定的週期：1918～1919 年西班牙流感與下一波的亞洲型流感大爆發（1957～1958 年）相距三十八年，與 1968 年香港型流感爆發又間隔十年；過了八年，俄羅斯流感在 1976～1977 年間出現，直至 2005 年，這二十八年間都相安無事。反倒是禽流感自 1997 年開始，有零星感染人類個案出現。

那麼，是誰最早提出「流感爆發週期說」？這得追溯到 1976 年初發生在美國的「豬流感疫苗事件」了。當年 2 月初，一名年僅十八

歲的新兵在美國紐澤西州迪克斯堡（Fort Dix）陸軍訓練營中，出現明顯的流感症狀後死亡，之後相繼有三百多名新兵病倒，經過美國疾病控制及預防中心（CDC, Centers for Disease Control and Prevention）化驗後發現，他們感染了豬流感病毒。由於當年學術界普遍認為，1918 年西班牙流感也是豬流感，而且西班牙流感死者大部分都是青壯年人。而這次軍營中的感染者都是十八～二十來歲的新兵，再加上同一個營舍中出現多個病例，很明顯的，是人傳人的傳染模式。當時 CDC 的專家已經開始擔心，這是流感大流行前夕的警鐘。

正巧在同時間，《紐約時報》刊登紐約西奈山醫學院（Mount Sinai School of Medicine）微生物系主任及流感病毒權威基爾波恩（Edwin D. Kilbourne）的投書。他在文中指出，自 1940 年代起每隔 11 年就會爆發一次全球性的流感疫情，而最近一次發生在 1968 年，因此下一次將會是 1979 年，所以他呼籲有關單位及早作好準備。請注意，基爾波恩不知何故要由 1940 年代開始算起（1940 年代沒有爆發過流感大流行，見附表），所以到 1957 年亞洲型流感爆發是十多年，而亞洲型流感與 1968 年的香港型流感爆發也的確是相隔十年。從此流感大爆發週期性一說不脛而走。

而在 1976 年的新兵感染豬流感事件，美國政府最後動用一億三千五百萬美元發動全民注射豬流感疫苗，估計全國共有四千萬人接

種疫苗，但有五百人得到一種稱為「居楊巴賀症候群」（Guillain-Barr? syndrome）的副作用，當中有二十五人死亡，也引起日後高達百萬元的法律訴訟費用，以上都是後話。但在美國以外的地區，卻始終沒有爆發豬流感，而當年底卻爆發全球性俄羅斯流感（人類流感 H1N1），估計全球至少有七十萬人死亡。自此，再也沒有出現全球性感冒的大流行。但直至目前，相關衛生機構及媒體卻一直以訛傳訛地保留這種說法，由於這個謬誤與事實確有出入（附表），也導致週期說有十～三十年等不同的說法。

因此，基爾波恩去年秋季向媒體指出，流感大爆發的週期性已不復存在，他也呼籲 CDC 及世界衛生組織（WHO）不要再提流感大爆發週期之說，以正視聽。不過基爾波恩強調，流感沒有週期性的更正說法，並不代表流感大爆發不再危險；反之，蠢蠢欲動的禽流感帶給人類更多不安。

二十世紀流行性感冒大流行的爆發次數

年份	流感病毒名稱（血清型）	全球死亡人數	與上次大流行相隔的年數
1918～1919	西班牙流感（H1N1）	2000～5000 萬	18 年（上一次在 1899～1900 年）
1957～1958	亞洲型流感（H2N2）	100～400 萬	38 年
1968	香港型流感（H3N2）	70～200 萬	10 年
1976～1977	俄羅斯流感（H1N1）	至少 100 萬	8 年

基爾波恩自 1977 年起為美國國家科學院院士，目前是紐約西奈山醫學院的退休名譽教授，終生除了致力於病毒及生物學研究外，也撰寫科普書籍及文章。

（2006 年 3 月號）

貓科動物感染禽流感

◎—許家偉

雖然早期（1980 年代）的研究報告指出，家貓不會感染流行性感冒病毒，但是在去年 1 月的時候，有媒體指出在泰國曼谷附近的動物園內，有雲豹死於流感病毒。一個月後，同一個動物園內的白虎也生病了，並檢驗出牠是感染了 H5N1 禽流感病毒。之後，有三隻家貓死於泰國境內的一個農場中，在牠們的體內也驗出 H5N1 禽流感病毒。

為了確定 H5N1 禽流感能否感染貓科動物，荷蘭的研究團隊直接進行動物實驗。首先，他們將三隻家貓，經由呼吸道接種了 H5N1 禽流感病毒。在一～二天後，三隻家貓都出現臨床病徵，如體溫上升、活動力下降、結膜炎與呼吸困難等，而且其中一隻家貓的分泌物還帶有病毒，牠在實驗的第六天死亡。解剖結果也顯示，三隻貓的肺部組織受損。

之後，研究人員再進行兩組實驗。其中一組實驗是想證實，在

貓與貓之間能否互相傳染病毒，所以將兩隻未受病毒感染的貓，與受 H5N1 禽流感感染的貓關在同一個籠子裏。而第二組實驗的目的，為了想了解貓科動物是否會經由進食被病毒感染的禽鳥而染病，因此研究人員將一隻感染 H5N1 禽流感病毒的小雞安樂死，將牠餵飼三隻家貓。在以上兩組的實驗中，原本沒生病的家貓通通都出現臨床病徵，研究人員也在牠們的分泌物中分離出病毒，在組織切片中也顯示，牠們的肺部產生了病變。

結果證實，貓科動物的確可以經由同類的接觸及食物，而感染致命的 H5N1 禽流感病毒。而且，如果禽流感病毒有機會在貓中適應哺乳類動物的環境，禽流感在人群中爆發大流行的日子大概也就不遠了。

（取材自：Kuiken T. et al.,2004, Avian H5N1 Influenza in Cats, Science 306：241）

（2005 年 2 月號）

從不同角度看禽流感的全球威脅

◎—謝炎堯

和信治癌中心醫院副院長

2005 年 8 月 19 日，陳水扁總統親自主持防禽流感國家安全會議，會議中學者預估 2006 年 1～3 月間，禽流感可能入侵臺灣，臺灣將有五百三十萬人感染，一萬四千人死亡。政府將禽流感視同國家安全威脅，編列四年三百億元預算置備備疫苗、藥物（克流感）等「戰備物資」，其中將花費六十億元建設疫苗廠。

美國的疾病管制局也曾經預估若禽流感大流行在美國發生，因為沒有疫苗也無藥可用，將有二千～四千萬人被感染，九～二十萬人死亡。這些預估的根據是傳說的 1918～1920 年間，A 型流感（H1N1）世界大流行，有二千～五千萬人死亡。

2005 年 10 月 7 日布希總統邀集製造疫苗廠商，道德勸說研發禽流感疫苗，美國參議院同意撥款三十九億美元用於防治禽流感，其

中三十億美元用於購買抗病毒藥。美國積極投入禽流感的防治，可能受到去年 10 月 6 日 Taubenberger 等人在 Nature，和翌日 Tumpey 等人在 Science 發表人工重建 1918 年流感病毒的影響。他們報告 1918 年的全球大流行流感病毒株類似禽流感病毒。他們是自 1918 年死亡的流感病人保存器官取得 RNA 片段，分析研究而重建病毒。可是麻省理工學院（MIT）的 Phllip A. Sharp 教授也在 Science 的社論中提醒大家，負責的科學，不能立即接受此人工重建病毒就是當年造成全球大流行的病毒。將來若有全球大流行，也不可能與此病毒有關聯。值得注意的是，Tumpey 等人讓老鼠感染此病毒能產生肺炎病變，但是為何不用禽鳥作為研究禽流感的動物？

　　每年自晚秋至早春，是流感流行季節，但是同一時期會引起類似流感呼吸道症狀的病原體超過十種，臨床科醫師無法分辨病人是普通感冒或其他病毒或細菌引起的疾病，所以醫學的診斷病名是籠統的「類似流行性感冒病症」（influenza-like illness）。因為臨床無法確實診斷流行性感冒，所以流行性感冒的死亡人數，也無法正確獲得，需要採用間接的推算流行性感冒流行季節和非流行季節的死亡人數差數，或是死亡診斷書診斷為肺炎或流行性感冒為死因的差額，稱為流行性感冒相關超額死亡人數（influenza-related excess mortality）。1968～1969 年間，由 H3N2 病毒株所引起的全球大流行，美

國所推算的流行性感冒相關死亡人數，採用三種不同的統計方法各為一萬四千八百人、一萬六千四百人、和二萬八千一百人。

時至今日，尚無法正確統計流感死亡人數，如何能讓人相信傳說的 1918～1920 年間，A 型流感（H1N1）世界大流行，死亡二千～五千萬人？最早的正式文獻報告是 1927 年 Edwin Oakes Jordan 估算在 1920 年代的流感大流行，美國死亡五十～六十五萬人，全球約死亡二千一百五十萬人。

在 1918～1919 年間，歐美各國流行一種有發燒、頭疼、背痛等症狀的疾病，許多病人死亡，當時認為是傳染性腦炎，以後才有人懷疑是流行性感冒，也有人懷疑是鼠疫（glandular fever）。美國聯邦政府公布認定為一新流行病，稱為西班牙流行性感冒，一直到 1933 年才辨識流行性感冒病毒。估計全球人口的 20～40%被感染，在四個月內導致二千萬人死亡，死亡率約 2.5%，不分年齡層和健康狀態，都難免死亡，大部分死於流行開始幾週內。

1918～1919 年間，正逢第一次世界大戰，兵荒馬亂，鼠疫流行，人口的減少，有許多原因，不能全部歸咎於流感，何況當時醫學尚未發達，交通不便，資訊有限，除少數先進國家外，戶籍管理未上軌道，沒有戶口普查，生命統計數字，如何能估算全世界的流感死亡人數？

1991 年 Patterson 和 Pyle 收集自 1918～1991 年以前的報章、雜誌、官方紀錄與世衛的資料，拼湊成當時死亡人數是二千四百七十～三千九百三十萬人。2002 年 Johnson 等人認為這些數字尚屬低估，擅自提高死亡人數至五千萬人。依據世衛的資料SARS，在 2003 年 3 月中旬被認定為新型感染症，造成全球健康的威脅，流行至 2003 年 7 月 5 日即結束，2004 年 4 月 21 日世界衛生組織公布，自 2002 年 11 月 1 日至 2003 年 7 月 31 日，全球罹患可能是SARS的病人數為八千零九十六人，死亡七百七十四人，死亡率為 9.6%，疫區包括全球各洲的二十九國。

　　世衛在 2003 年 8 月 15 日公布各國「可能是 SARS 病人」的病例總結，我國的SARS死亡率高達27%，全世界最高，我國立即提出更正資料。在交通發達，科學昌明的臺灣，SARS 的正確死亡人數到底是一百八十人或三十七人，都不清楚，如何讓人相信 1918～1920 年的流感死亡人數？

　　人類 A 型 H5N1 禽流感於 1997 年首次在香港發生，當時有十八人得病，六人死亡，死亡率為 33%。世界衛生組織公布經檢驗證實的 H5N1 禽流感病人資料自 2003 年 12 月 26 日至 2005 年 12 月 14 日為止，二年間全球才死亡七十一人，為何事隔六十年後，突然對 1918～1919 年的流感死亡人數大作文章？明知 1918～1919 年的流感

死亡統計人數不可信，為何還要作文章引用？

　　治療傳統流感的抗病毒藥「瑞樂沙」（Relenza, zanamivir）和「克流感」（Tamiflu, oseltamivir），歷經多年的臨床試驗，在出現感冒症狀四十小時內服用，只能縮短症狀病程一天半而已，不能降低併發症和死亡的發生率，所以其核定使用適應症是治療無併發症的傳統流感而已。依據越南的用藥經驗，初期的十位禽流感病人，五人使用克流感治療，五人沒有使用，結果都有四人死亡，英國週日泰晤士報 2005 年 12 月 4 日報導，河內熱帶疾病中心加護病房主任阮祥文醫師表示，他遵照世衛的指引用藥，以克流感治療四十一名感染 H5N1 禽流感病毒的病人，卻獲得該藥並無療效的結論。

　　以現代全球防疫系統的建立和運作，各國醫學的發達，即使人傳人的禽流感病毒出現，也不會造成全球千萬人的死亡，但是大家仍然要密切注意疫情的發展，對防疫和照顧肺炎，作萬全的準備。現代醫學要求可驗證可信的客觀實證作行事依據，專家個人的言詞，可信度最低，尤其是自 1970 年以後，製藥公司花費巨額的金錢，收買大學教授、學者和專家，製造不實的臨床試驗，散布扭曲的信息，促銷藥品，大家必須具備評估各種報導可信度的能力。

（2006 年 1 月號）

禽流感找到「進化」的方法？

◎—許東榮

業餘科普編譯員

禽流感每次的大流行，都奪去無數的生命，科學家多年來不斷地試圖破解禽流感傳染人類的祕密。新近的研究發現：人類與鳥類的流感病毒在識別受體蛋白的類型上是有差異的。而兩者差異的關鍵，就是一種統稱為血球凝集素（hemaglutinin）的蛋白質，這是由禽類流感病毒特別合成，以便與禽類細胞上的受體結合的蛋白質。科學家們認為，唯有該血球凝集素的蛋白質發生突變，且其突變結果可促使禽類的流感病毒與人類細胞受體結合時，才能有效感染人類。

目前研究人員已在 H5N1 病毒的表面蛋白中，確認出兩個使病毒更容易與人類細胞結合的突變體。這個研究結果顯示，該病毒可能成為對人類更具威脅性的形式。倘若能觀察到來自人類病毒的此類突變體，即表示此病毒具有人際傳染的潛力，或許可以作為一個早期的預警訊息。

為了搜尋這類病毒突變體，Yoshihiro Kawaoka——隸屬於日本東京大學（the University of Tokyo）及美國威斯康辛大學（the University of Wis-

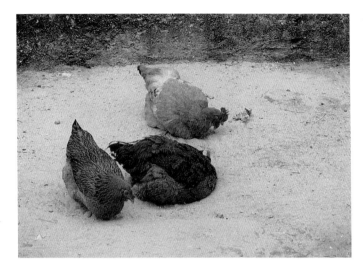

consin）的病毒學家——領導的國際團隊，篩選收集自禽類與人類的病毒樣本。研究人員將研究目標集中於病毒的血球凝集素中、使病毒能與人類受體結合的兩個單一胺基酸變異上。此蛋白質的結構分析發現，兩胺基酸坐落於可能涉及與寄主細胞受體結合的位置。先前的研究結果顯示：發生突變的 H5N1 病毒，其鎖定的人類細胞受體存在於上呼吸道。Kawaoka 宣稱：這個發現，說明該病毒布下了透過咳嗽及打噴嚏而在人群中散播的舞臺。

不過，一位隸屬於荷蘭鹿特丹市伊拉斯莫斯大學（Erasmus University）、長期研究 H5N1 病毒是如何跨越物種障礙的病理學家 Thijs Kuiken 宣稱：可以和細胞特定受體相結合的事實，並不必然意味著

病毒能在該細胞中進行複製。Kawaoka 也認同,就該病毒獲得人際間流行性的潛力而言,很可能需要更多的突變。不過他表示:現在問題是,禽類流感病毒要成為可傳染人的流行性病毒株,其間會需要多少轉變的步驟,目前仍然不得而知。

(2007 年 5 月號)

禽流感的秘密
——ㄙㄙ有兩種，患禽流感時要用哪一種？

◎—許家偉　改寫

年初，在香港爆發的「禽流感」(bird flu) 已造成七人死亡，至少二十人重病以及迫使一百五十萬隻雞被屠殺。

　　一般來講，能夠感染鳥類的流感病毒是屬於 H4 及 H5 型，而感染人類的流感病毒是 H1、H2 及 H3 型。由於病毒在感染細胞之前必需附著在細胞膜上的結合位置，而鳥類與人類流感病毒所辨認的地方不同，因此鳥類流感病毒必需要在中間寄主（例如豬隻）身上與人的病毒混合，才有可能產生能危害人類的新品種，因為人類沒有對付這些新品種的抗體作為免疫之用。

　　但這次在香港爆發的禽流感病毒卻屬於 H5N1 型，代表它是由鳥類而來。為何 H5N1 可以直接感染到人體，以致人類目前仍束手無策？研究人員亦希望早日解開這個謎團。因此，美國疾病控制及防

治中心（U. S. Centers for Disease Control and Prevention）和香港瑪麗醫院（Queen Mary Hospital）從致死的病人身上取得病毒檢體並培養繁殖，再利用聚合連鎖反應（polymerase chain reaction, PCR），分析病毒的八節 RNA 基因組序列，試圖解開這次感染之謎。

從整個基因序列來對照，基本上病毒是由鳥類 A 型流行性感冒病毒（avian influenza A）而來的，而與病毒進入細胞有密切關係的兩種病毒蛋白質：血凝素（hemagglutinin, HA）及神經胺酸酶（neuraminidase, NA），都有突變發生！

病毒在進入細胞時 HA 要被切割才能順利進入，研究人員除了確定病毒中的 HA 是屬於 H5 型之外，還發現在 HA 被切割的位置附近有四個胺基酸嵌入其中，這代表這隻病毒在其 HA 被切割位置附近有突變發生。至於另一種蛋白質 NA，除了確認 NA 是屬於 N1 型之外，研究人員亦發現 NA 上少了十九個胺基酸。因此，HA 及 NA 這兩個重要的蛋白質發生突變，使病毒可以感染到人類身上。

（取材自 Science ,Vol.279: 324, 393～396, 1998.）

（1998 年 3 月號）

H5N1 感染上呼吸道？

◎—許家偉

2006 年，美國威斯康辛大學（University of Wisconsin）以及荷蘭鹿特丹埃拉姆斯醫學中心的研究人員分別發表論文指出，禽流感 H5N1 病毒，因藉由細胞表面的唾液酸半乳糖（sialic acid linkage galactose）SAα2-3，作為與細胞結合的受體進入細胞，所以禽流感 H5N1 病毒傾向感染人類呼吸系統深層的下呼吸道組織，因為這個區域的細胞同樣具有 SAα2-3。這個現象除了能解釋為何感染 H5N1 病毒會使病人產生嚴重的呼吸道病變之外，也能夠解釋禽流感 H5N1 病毒為何未能有效地人傳人（註）。

　　然而，這項發現卻令研究人員產生更多疑惑。因為上述研究是採用已有螢光標記的病毒，進行細胞表面的結合測試，卻沒有進一步確認病毒是否真的能在細胞中複製，而且沒有體外的活組織培養（ex vivo）實驗提供活體的證據。又如果上述研究的結論為真，那麼H5N1病毒勢必要存在於非常微細的空氣微粒中（小於 5 μm），才

能順利到達下呼吸道，而這就幾乎等同是空氣傳播的途徑了，人傳人應該更容易才對。

有鑑於此，中國大陸香港大學的研究人員，除了從鼻咽癌患者及健康民眾取得鼻咽組織外，亦從扁桃腺切除術與腺樣體切除術的病患身上取得扁桃腺及腺樣體組織，再將這些組織跟禽類流感 H5N1及人類流感 H3N2、H1N1 病毒一起培養。

他們發現，所有測試的病毒都像 2006 年的報告一樣，能夠感染肺細胞及肺泡巨噬細胞這些下呼吸道細胞，但同時它們也能感染鼻咽、腺樣體和扁桃腺這些上呼吸道的組織，而且這些病毒都能成功地複製。再以組織化學方法分析，確認這些上呼吸道的組織只有微量的 SAα2-3，但肺泡上的肺細胞卻有許多的 SAα2-3。

綜合結果顯示，既然禽流感病毒能夠感染沒有 SAα2-3 的上呼吸道組織，就有必要重新評估及理解禽流感病毒是藉由何種受體進入細胞，達成感染及複製的過程，或許這將有助於了解禽流感H5N1 病毒不能在人類間相互傳染的原因。

註：參閱《科學月刊》2006 年 6 月號〈禽流感無法人傳人之因〉。
（取材自：Nicholls JM, Chan MCW, Chan WY, Wong HK, Cheung CY, Kwong DLW, Wong MP, Chui WH, Poon LLM, Tsao SW, Guan Y, Peiris JSM. Tropism of avian influenza A (H5N1) in the upper and lower respiratory tract. Nature Medicine 13(2): 147-149, 2007.）

（2007 年 7 月號）

換件外套
——流感在冬季肆虐的原因

◎—許家偉

流行性感冒病毒（influenza virus）的最外層，是由脂肪（lipid）組成的病毒外套（viral envelope）。由於流感病毒是從受感染的細胞表面釋放出去的，所以病毒外套的脂肪成分，應該與細胞膜的成分無異。但事實並非如此，流感病毒外套比細胞膜含有更多的膽固醇及鞘脂（sphingolipids；包括神經鞘脂類（phosphosphingolipids）和醣神經鞘脂類（glycosphingolipids）），已知這些脂肪能藉由不同的排列方式，造就出脂膜不同的「相」（phases）。美國國家衛生研究院（National Institute of Health, NIH）的科學

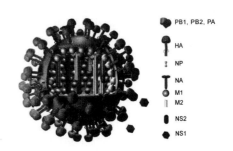

流行性感冒病毒的外套，隨溫度的不同而呈現不同的狀態。（圖片來源：維基百科）

家，用質子魔角自旋核磁共振影像技術（proton magic angle spinning nuclear magnetic resonance imaging, MASNMR）直接測量流感病毒脂膜外套的物理性質。他們發現，病毒外套的流動性會跟隨溫度而改變。

在相對高溫的環境下（37〜41℃），病毒脂膜外套會同時存在「液態有序相」（liquid ordered phase, lo）及「液態無序相」（liquid disordered phase, ld）這兩種「液態相」（liquid phase）──前者是由膽固醇、鞘脂及甘油磷脂（phosphoglyceride）這些具有不飽和碳氫分子的脂肪緊密連結而成，脂肪分子無法移動；後者的脂肪卻像溶解的 lo，脂肪分子可以自由地自轉及移位。

但在相對低溫時（4〜20℃），病毒脂膜的脂肪分子卻開始緊密壓縮，形成結晶質架框（crystalline lattice）的排列，因此稱為「固體有序凝膠相」（solid ordered gel phase, So），又簡稱「凝膠相」（gel phase）──這時候脂肪外套的質料就好像果凍一樣，呈半凝固的膠狀。

研究的結果除了給流感病毒外套的形成機制、病毒外套成分、病毒膜蛋白質分布等基礎研究提供線索之外，也能解釋流感季節形成的原因。流感季節是從每年的 11 月開始，至次年的 4 月止。這段時間正好是寒冷的冬季及初春季節，但為什麼流感病毒會在這一段低溫的日子中肆虐呢？之前有一說法是認為在冬季時，人們都待在

室內，方便流感病毒在人與人之間傳播；另一個說法則是夏天烈日的紫外線能將病毒殺死。但這兩個說法都未能廣泛地被接受。

上述對於的流感病毒外套性質會隨溫度而改變的研究，能解釋為何流感病毒會在低溫的季節時持別猖獗。由於病毒外套在冬季的低溫下呈「凝膠相」，形同一層堅固的保護殼，使得病毒更穩定，就能夠在空氣中保存更久，易於傳播；而當病毒從呼吸道進入人體之後，由於人體的體溫比較高，這就使得病毒外套轉成「液態相」，變得鬆動、易於溶解，好使病毒能夠順利感染呼吸道裏的細胞；反之，到了春末夏初時，由於外界溫度開始上升，使得病毒外套一直呈「液態相」，鬆散的脂膜外套就會容易令病毒乾涸凋零，流感季就在這個時候結束了。

這項發現也使得科學家們明白，流感病毒的脂膜外套在低溫的情況下，有較堅強的保護，有必要開發更理想的洗滌液去消滅病毒。

（取材自：Polozov IV, Bezrukov L, Gawrisch K, Zimmerberg J., Progressive ordering with decreasing temperature of the phospholipids of influenza virus. Nat. Chem. Biol. 4:248～255, 2008.）

（2008 年 5 月號）

H1N1 戰略篇
——新型流感的挑戰與對策

◎—蘇益仁

日前 H1N1 新型流感疫情爆發，為有效對抗傳染疾病散播，人類業已建立防衛機制，寄望能有效預防疫情蔓延。

2009 年 4 月墨西哥發生了 H1N1 新型流感，4 月中旬疫情已傳到北美的美國及加拿大，並有零星案例傳至全球四十一個國家，截至 5 月 21 日已有超過一萬一千零三十四個病例，及八十五個死亡病例。世界衛生組織（WHO）也首次發布了歷史性的第五級疫情，並極可能再升高為第六級，此外還預測今年秋冬將有第二波全球大流行。

近年來，全球面對大自然各種層出不窮的挑戰，諸如南亞的海嘯、美國紐奧良的颶風、九二一及中國四川的汶川大地震、2003 年的 SARS、2003～2005 年的 H5N1 禽流感等，人類生命不斷受到威脅。雖然科學不斷在進步，但新興疫情的演變也不斷推陳出新。由歷史來看，面對新疫情的來臨，經驗及權威似乎都不可靠，甚至可

能成為阻礙。唯有將真實面貌呈現出來，依據科學法則或十九世紀起便被人沿用至今來判斷病源的「科赫氏假說」（Koch hypothesis），去迅速判斷病源，才是唯一的金科玉律。

自 1918 年的西班牙大流感以迄 2009 年墨西哥的 H1N1 新型流感，歷經九十年，人類在醫學及科學上已經有了長足的進步。與二十世紀相比，抗生素及抗病毒藥物的研發與診斷技術的進步，真不可同日而語。SARS 自 2003 年 2 月在中國及香港爆發，至 2003 年 4 月鑑定出變種冠狀病毒只有短短兩個月，相較於 1918 年的流感經歷十三年才確定病因，是一個很大的進步。此次的墨西哥 H1N1 新型流感更只花一～二週即確定為豬流感病毒。2003 年的 SARS 在 WHO 的統合下，制定了各項全球遵循規範，如旅遊警示等，有效地阻止了 SARS 的進一步侵襲。這些發展說明了人類在科學上的進步。

面對來勢洶洶的禽流感及新型流感，在人類歷史上也是第一次可以經由科學性監測（surveillance），來追蹤病毒基因的演變，並預測可能的毒性及疫情，可算是一個新的里程碑。全世界的科學家都在觀察，這樣的科學進步究竟能多有效去控制或預防流感大流行，也許只有未來才知道答案。

流行性感冒的重大歷史事件

　　在人類過去四百年歷史中，已知共發生了十二次流感大流行。此次墨西哥的H1N1新型流感已知是禽、豬及人流感三種病毒的重組病毒，與季節性流感病毒的H1N1無關，且無交互保護作用，因此是一全新的病毒。圖一是 1918、1957、1968、2003～2005、及 2009 年，所發生的幾次新型流感大流行，以及病毒基因的來源及重組情形。1918年的H1N1西班牙流感及2003年起的H5N1流感，皆是由禽直接跳至人類而感染，病毒的毒性較大。西班牙流感據估計死亡達四千萬人以上，尤其在美國賓州及東北部造成重創。而H5N1禽流感雖未演變成人傳人的疫情，但死亡率亦在60%以上。1957年的H2N2亞洲流感、1968年的H3N2香港流感及2009年的H1N1墨西哥流感，則是由禽及人流感在豬身上重組後再感染人，因含人流感病毒基因，引起的毒性較輕，未來H1N1大流行究竟會造成多大的疫情，尚不得而知。

　　人畜共同傳染病（zoonosis）是新型傳染病的主要來源。2003 年的SARS病毒現已確認蝙蝠是原始宿主，由蝙蝠傳給廣州佛山市場上的果子狸，再傳染給小販而突變為 SARS 冠狀病毒。愛滋病病毒（HIV）現也已知是由非洲中部的叢林綠猴，在 1970 年代引入海地

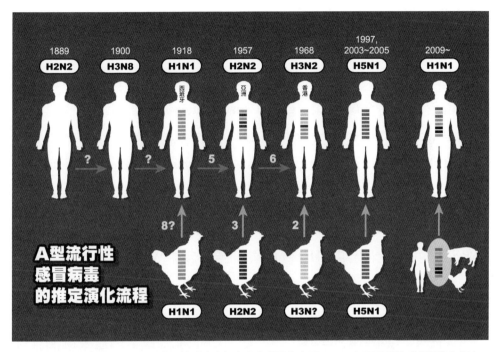

圖一：二十世紀至二十一世紀的幾次流感大流行與病毒基因的來源。1918 年西班牙流感起源於禽傳人；
1957 年的亞洲流感與 1968 年的香港流感起源於人、禽流感的組合；1997 年及 2003～2005 年的H5N1 禽
流感與 1918 年類似，8 段基因皆源自禽類；2009 年的墨西哥H1N1 新型流感則含有豬、禽及人流感三種
基因組合。

而傳染至人。由此可見，人畜共同傳染病是新興傳染病病源的主要
來源。由於環境的破壞或人類入侵動物的棲息地，人畜間產生過去
不曾有的密切接觸，因而使病原相互傳染及重組，爆發全新疫情，
人畜共通傳染病無疑是大地的反撲。

由 SARS 的教訓談起

　　回顧過去五十年的防疫經驗，WHO 扮演著一個對抗全球疫情的關鍵角色，包括全球監測（global surveillance）、通報、疫情發布、藥物與疫苗研發、資源提供及調度、旅遊警示，甚至經濟受創的評估與應對等。2003 年，當 SARS 發生時，WHO 在當年 3 月即已展開病原探討、研究流行病跟疾病傳遞模式（model of transmission）、臨床症徵監測、死亡率評估以及有效的反應策略（圖二）。但臺灣在 SARS 初期因受限於非 WHO 會員國，無法參加 WHO 專家視訊會議，診斷的定義無法即時更改，因而種下了和平醫院曹姓女士指標案例的延遲診斷，重創臺灣 SARS 疫情。

　　有鑑於和平醫院的慘痛經驗，2003 年 5 月 4 日 WHO 終於派遣了一個代表團來臺灣，5 月 6 日起由陳建仁教授及筆者本人

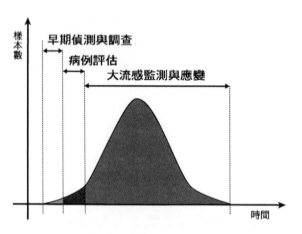

圖二：本圖為國家疫情的流病曲線圖。一個國家疫情發生時的三個防疫啟動階段，由早期第一階段的偵測及病原調查，到第二階段的傳染方式及臨床評估，以迄第三階段的防疫及監測，是傳染病防疫的三個階段。

首度代表臺灣參與 WHO 的 SARS 全球視訊會議，從而得知 SARS 病毒感染，皆在病人發燒以後一～二天才會人傳人的重要資訊。此一資訊對防疫工作起了關鍵性的作用，從此臺灣的防疫有了「不發燒、不傳染、不隔離」的因應政策。

SARS 的經驗說明了 WHO 利用全球病例的資訊加以分析及評估，即時提供全球防疫的典範。面對 H1N1 新型流感的到來，臺灣尚非 WHO 會員國，在緊急情況下，如何與國際合作，協調物資的適時補給及疫情的即時掌握，將對疫情控制十分重要。尤其兩岸往來頻繁，如何協調防疫，幫助臺商，是政府應預先思考的作為。

WHO 針對全球疫情會定下疫情的分期，依全球各地疫情發布啟動機制（圖三）。此次墨西哥的 H1N1 新型流感，在 4 月 25 日時仍被 WHO 發布為第三級，但很快在 4 月 28 日即調整為第四級，表示墨西哥已有大規模社區感染。但在 4 月 30 日當美國病例逐漸增加時又立即升級為第五級。當歐洲地區又發生疫情時，WHO 本想將疫情升級，但因歐、亞地區的病例主要仍是由墨西哥及北美傳入，而且疫情並未擴大，加上如宣布為第六級疫情，在國際間對經濟活動、商業活動、及旅遊影響深遠。比如說，在宣布為第六級疫情時，全世界即進入緊急狀態，許多防疫藥物及疫苗的專利保護都將失效，各國政府都可緊急製造，對國際大藥廠的營運影響甚鉅。因此，WHO

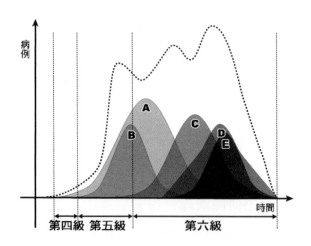

病例

時間

第四級　第五級　　　　第六級

圖三：世界衛生組織（WHO）對全球疫情的分級。第三級是由禽傳人的有限性傳染，第四級是一個國家發生社區感染，第五級是一個地區兩個國家發生人傳人的社區感染，第六級是兩個不同區三個國家以上的大流行。圖中虛線曲線表示全球流行曲線，A～E表示國家。

只提出冬天第二波疫情將大規模來臨，全球必須備戰的警訊。

臺灣在 2003 年 SARS 疫情過後即已針對 SARS 再度爆發的可能性及 H5N1 禽流感疫情進行準備工作，自 2003 年 8 月起各項監測、研討會及動員措施即不斷演練，並加強季節性流感疫苗的施打，以壓低疫情，讓防疫工作能單純化。為了應付 H5N1 禽流感，政府在 2003 年起大量採購抗病毒藥物「克流感」，並在 2005 年東南亞 H5N1 禽流感疫情轉烈時，由國家衛生研究院啟動克流感自製計畫及演練，提出「流感疫苗自製計畫」。此外，政府也自 2004 年 2 月起大量儲備口罩及防護衣，並監督各醫療院所動員的能量。除了這些作為外，疾管局並做了重要的組織變革，成立國家流行疫情指揮中心、修改傳染病防治法、增強防疫醫師的編制、以及在全臺各縣市成立疫情權責醫院，其內設立負壓隔離病房及病毒合約實驗室，並

在過去幾年內進行各項演練。

臺灣在 SARS 後期所進行的各項準備工作受到舉世的推崇。2008
年 Lancet 的評估報告即已將臺灣的防疫準備列為最優的國家行列，
只有疫苗的施打比率（10%）仍低於歐洲國家（30～50%）。

疫情的可能演變及應變策略

此次 H1N1 新型流感，美國一項針對六百五十四名病例的分析，
已發表於 5 月 7 日的《新英格蘭醫學雜誌》（The New England Journal
of Medicine）。墨西哥的病人重症及死亡比率較高（4～6%），可能
是因為診斷延遲及未能即時投予抗病毒藥物所致，病毒的毒性及宿
主的免疫反應，似乎不如 1918 年的西班牙流感以及 H5N1 禽流感。
因此，如能早期診斷並投予克流感，病情皆十分輕微。這些資訊是
此波 H1N1 新型流感最重要的疫情資訊，與 2003 年 SARS 的「不發
燒、不傳染」實有異曲同工之妙。

依 1918 年大流感的經驗，新型流感會有三波疫情，第一波疫情
通常較小，類似此次的 H1N1 墨西哥及北美疫情，但在約六個月後當
秋冬來臨，北半球國家可能會有大流行，並再於次年冬天再來第三
波。因此，WHO 預測今年秋冬可能會有 H1N1 新型流感的大流行。
由於病毒的特性及疫病型態在此波皆已明瞭，且到目前為止，抗病

毒藥物「克流感」仍然對H1N1病毒有效，因此，民眾其實可以將此波新疫情等同季節性流感來對待，只是疫情可能會較大。

表一所列是流感大流行時，各項防疫策略的功效評估，及所付出的代價（預算或經濟損失）。英國倫敦帝國學院（Imperial College London）的弗格森（Ferguson）於2006年發表在Nature的文章提及，機場管制對大流行期的效果不佳，即使做得十分嚴格（99%有效），也只能延緩疫情二～三週。相反地，流行期發燒病人在家休息或隔離、停課等公衛措施，可以減少約 40～50%疫情。如能大量預防性投藥超過 50%以上人口，便是極佳的防疫策略。而疫苗仍是目前最佳的防疫策略，即使保護力低也應施打。

今年秋冬有幾項發展值得觀察，即抗病毒藥物目前如被廣泛使

表一：流感大流行時防疫策略的功效評估

策略	功效	代價
1. 機場管制	低，只延緩 2～3 週	大
2. 學校停課	佳，減少 40%	低（可補課）
3. 病例隔離	佳	低
4. 接觸者家中隔離	佳	低
5. 抗病毒藥物治療	佳，減少傳染力	低至中等
6. 預防性投藥（50%人口）	極佳，50～75%	中等
7. 預防注射疫苗＊	最佳，即使保護力低	中等

用，經過三～六個月後，病毒可能會突變而對藥物產生抗藥性。但即使如此，另一抗病毒藥物瑞樂莎（Relenza）仍會有效，因此，目前臺灣急待決定的政策是，是否將抗病毒藥物的儲備量提高至全人口的 50%，即一千二百萬劑。尤其是瑞樂莎不易產生抗藥性，應加強儲備，以防今冬大流行時克流感抗藥性的發生。此外，新病毒的疫苗在第二波疫情來臨時，是否來得及施打也是關鍵，為減低防疫衝擊，應大量施打季節性流感疫苗，以減少季節性流感病例。除了抗病毒藥物外，H1N1 新型疫苗仍是最重要的防疫利器，應視為戰備物資，加緊採購或自製。

大流感期個人的防疫作為

　　根據過去幾次大流感及季節性流感的經驗，個人的衛生及生活習慣，仍是防治流感的最重要措施，如勤洗手、避免去公共場合、及發燒時戴口罩等重要守則。過去幾年來發現，蔬果及藻類中的 Omega 3 或其他分子，具有預防病毒感染的功效，因此，民眾除保持好的衛生及生活習慣外，飲食的選擇亦有助益。大流行時，學校應停課，避免不必要的集會，如非必要，旅遊，尤其是至疫區，應該避免。今年秋冬如出現流感症狀，如發燒、咳嗽，尤其出現肌肉、骨骼酸痛、頭痛、及腹瀉等合併症狀，應搭乘私人交通工具立即就

醫，只要適時授予抗病毒藥物，應可安然度過。

結語

在歷經 1918、1957 及 1968 年的流感大流行後，二十世紀科學的進展，使 WHO 可以針對 SARS 及 H5N1 禽流感疫情，進行有效率地統合並控制疫情。人類正以一種全新的作為，包括病毒的監測、藥物及疫苗的研發，而有效地控制各項新疫情。

臺灣的科學家及防疫人員應強化科學防疫能量，政府應加強各項物資儲備，並保持經濟活動的正常運作，而人民更應在政策的宣導下，配合各項作為，維護環境衛生，保障公共安全。距離今年秋冬仍有三～六個月，我們應可做好各項準備，以應付 2009 年秋冬 H1N1 新型流感及可能的 H5N1 疫情的來臨，並將傷害減至最低。

（2009 年 6 月號）

參考資料

1. Dawood, F.S., et al., Emergence of a novel swine-origin influenza A （H1N1） virus in humans, New Engl J Med, vol. 361, 2009.
2. Ferguson, NM., et al., Strategies for mitigating an influenza pandemic, Nature, vol. 442: 448-452, 2006.
3. Fraser, C., et al., Pandemic potential of a strain of influenza A (H1N1): early findings, Science Express, 2009.

H1N1 知識篇
——流感病毒的前世今生

◎—施信如

任職長庚大學新興病毒研究中心

長久以來，人類不斷遭受流感病毒的威脅。1931 年第一株流感病毒分離出來後，科學家終於得以開啟相關研究，一步步揭開它神祕的面紗。

「流感」近幾年來在全世界許多地區幾乎成為家喻戶曉的名詞，不僅電視、報章雜誌多有報導，在 google 被搜尋的次數大概也為所有病毒之冠。科學家甚至發現：由 google 流感相關訊息量的突然爆增，可以預測即將來到的流感疫情。「流感」似乎很「流行」，這個病毒究竟為何有這麼大的魔力，造成這麼大的影響力呢？為什麼之前有所謂的「禽流感」，最近有「豬流感」，世界衛生組織又將它正名為「H1N1 新型流感」？也聽說過 H1N1 人流感、季節性流感，到底這麼多流感之間，有什麼共通點或相異點呢？

命名與分類

　　流感（influenza）這個字，源自於十四世紀中期的義大利文「in-
fluentia」，意思是說一種超乎自然、神祕、影響力極大的疾病。當
然在那個時代，無法了解這個可怕的疾病是源自於病毒。直到 1933
年，科學家自病人身上分離出流感病毒，不僅對致病原因有所了
解，也發展出有效的疫苗，減低了流感病毒的感染率及致死率。

　　流感病毒共有八節基因，可以製造出十～十一種病毒蛋白質，
其中有兩個蛋白質會被醣化，稱為「醣蛋白」。這兩種醣蛋白——
血球凝集素（haemagglutinin, HA）和神經胺酸酶（neuraminidase,
NA），會表現在病毒的顆
粒表面（圖一），具有「抗
原性」，也就是說它們會引
發被感染的宿主產生相對應
的抗體。因此在實驗室裏，
科學家可以根據不同的抗
原、抗體反應，加以區分不
同型態的病毒株。A 型流感
病毒就以 HA 及 NA 的不

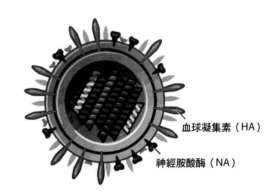

圖一：流感病毒結構示意圖。病毒表面有血球凝集（HA）
和神經胺酸酶（NA）兩種醣蛋白，蛋白外殼內則包裹
了八節不同的基因。（圖片來源：維基百科）

同，進一步分出許多不同的「亞型」。

例如我們最近聽到的「H1N1 新型流感」，指的就是第一型 HA及第一型 NA 的組合；而前一陣子聽到的 H5N1 禽流感，則為第五型HA 及第一型 NA 的組合。A 型流感病毒有多少種亞型呢？自然界中至少有十六種 HA，九種 NA，所以加乘起來有一百多種不同的亞型。而除了 A 型流感病毒之外，還有 B 型及 C 型，分類的方式則是以病毒另外的兩種蛋白質——基質蛋白（M）及核蛋白（NP）所產生的抗原性來區分。

流感病毒研究的歷史

要解決病毒帶給人類的災難，一定得先了解病毒的特性；而要了解病毒，必須先將病毒分離出來，才能加以研究。歷史上的第一株流感病毒，是由美國科學家瑞佳・休普（Richard Shope），在 1931年自豬身上分離出來的。很快地，1933 年時另外一位科學家派區克・雷德羅（Patrick Laidlaw），也成功從人身上分離出流感病毒。有了純化的病毒後，科學家不僅能研究病毒的基礎生物特性，更進一步發展出疫苗及抗病毒藥物。

但因為病毒容易突變，在自然界中也累積了許許多多的變異種，使得疫苗和藥物的功效都打了折扣。至今，人類仍面臨流感病

毒嚴峻的挑戰，其中最大的挑戰，就是如何避免像 1918 年的西班牙大流感再度爆發。當年，全球約有五千萬人死於流感，而且死亡的人很多是青壯年。為什麼會有這麼嚴重的疫情？病毒源自那裏？為什麼許多抵抗力不錯的年輕人會因為感染而死亡？許許多多的疑問，一直是科學家亟欲探求的。

究竟要如何研究 1918 年的病毒呢？1995 年左右，美國科學家道賓柏格（Jeffery K. Taubenberger）為了探索 1918 年流感病毒的祕密，他先找出 1918 年死於流感的病人肺部組織切片，從切片中將流感病毒的遺傳物質──RNA 萃取出來，再將病毒的 RNA 定序，成功解出1918 年流感病毒株的基因序列。序列一旦解出，科學家就可以進行許多實驗，來了解這株神祕的病毒。

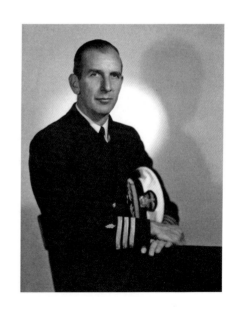

病毒演化學家從基因圖譜的分析，推測這株病毒極可能直接來自禽鳥類，在一個未知的宿主動物或在人類身上經過一段時間，產生了一些基因變異，而成為適合在人體複製、且容易在人群中傳播的病毒，因而造成全球的大流行。結構

生物學家進一步根據 1918 年流感病毒的基因序列，大量表現血球凝集（HA）並解出它的結構，發現原來是一個胺基酸的突變，會使一株類似禽流感的病毒，變得容易與人類呼吸道細胞相結合，進而侵犯人類。

1918 年流感病毒的研究在近十年來不僅掀起一股熱潮，所獲得的結果對新興病毒感染的預防和控制，及重症可能的治療方式，均提供了非常寶貴的訊息。科學家在解出 1918 年流感病毒的基因密碼後，也結合這幾年發展出來的新技術，將 1918 年的病毒重新組裝成活的病毒，藉此深入研究其致毒性。這種組裝病毒的技術稱為「反轉基因學」（reverse genetics）。

每一段流感病毒的基因均被接至特殊的質體，帶有八節病毒基因的八個質體，可以一起被送入細胞中。在細胞內，質體中的病毒基因可以複製，並且製造出病毒蛋白質，最後組裝成具有感染力的病毒顆粒。這個技術在疫苗的製造上也非常重要，因為科學家可以在質體中任意對病毒基因「動手術」——更改它的密碼，而製造出減毒的疫苗種子株。

流感病毒的特性

流感病毒是不是一個「超級強」的病毒？答案應該是：「和其

他病毒一樣，有可能是，而且比其他病毒的機率大些。」不同的流感病毒株之間存在著許多變異，這些變異分布於八節不同的基因上，也會造成病毒毒性的差異。例如 1918 年的流感病毒基因序列與現在的季節性流感大不相同，科學家分析這兩株病毒對宿主產生的毒性差異也極大，宿主動物被 1918 的流感病毒感染後產生大量與免疫反應有關的基因表現，表示它的致病性也較強。

流感病毒為什麼會這麼容易突變呢？主要有以下三大原因：

一、流感病毒屬於 RNA 病毒，由病毒自己的 RNA 聚合來執行病毒基因的複製。RNA 聚合不具有校正的功能，做錯就算了，因此會累積許多的突變。

二、流感病毒的基因有八節，當兩株不同品系的病毒同時感染相同的宿主細胞時，這八節基因間可能產生互換，而產生一株新的病毒。

三、流感病毒在自然界中有許多宿主物種，包括禽鳥類、豬、馬、鯨魚、貓、狗等。流感病毒在不同物種的宿主中各自演化，累積更多的差異。然而，偶而產生了跨越物種的感染，對新被感染的物種而言，即是一個「新型」的流感──大部分的個體均無免疫力，就容易形成大規模的疫情。一旦感染的數目大了，死亡的案例勢必不少。

流感病毒一般而言是以飛沫的方式感染宿主，目前科學界研究認為，源自不同宿主的流感病毒，各有其最適合的生長溫度。舉例而言，禽鳥類的正常體溫約 39°C，比人類高，因此禽流感在人類上呼吸道有效繁殖的機率並不高，藉由病患咳嗽、打噴嚏，而造成大規模人傳人的可能性不大。除非禽流感病毒本身產生一些適應性的突變，能在較低溫（33～35°C，約為人類上呼吸道的溫度）的環境中有效地複製，才會爆發大疫情。哪些基因的突變，會使病毒在不同溫度、或不同物種細胞中，仍能有效的複製？目前並不是很清楚，而這也是整個流感科學界很想要探討的問題。

H1N1 新型流感

　　今年4月，墨西哥與美國爆發人感染豬流感的疫情，為A型流感H1N1 病毒，並且證實加拿大、美國與墨西哥所流行的同為豬流感病毒，與美國加州過去監測到的豬流感病毒相近（圖二），因此初次鑑定時稱為豬流感（swine flu）。根據我國疾病管制局的數據顯示（2009年5月22日），至今全球已有一萬一千一百六十八名H1N1新型流感患者，其中有八十六人死亡。這些病例大多為健康的年輕人，與季節性流感好發於老人與小孩的情形不同。世界衛生組織（WHO）的報告指出，已有四十三個國家發生實驗室確定病例。

此波疫情的源頭，被懷疑是墨西哥東部維拉克魯茲農村的四歲男童赫南德茲，他於今年 2 月初就發病，檢驗顯示他感染的就是 H1N1 新型流感病毒。美國在 5 月 10 日時已有二千二百五十四名確定病例，包括兩例死亡；在美國出現的案例都沒有接觸過豬隻，因此專家已經確定此病毒是經由人傳人來散播。

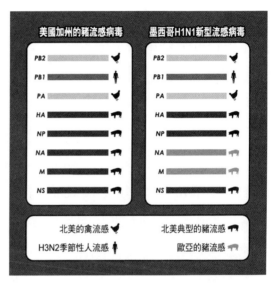

圖二：2009 年墨西哥 H1N1 新型流感的八節病毒基因，來自豬、禽、及人的組合（圖右）。此一病毒基因與美國加州過去監測到的豬流感病毒基因（圖左）相類似，因此初次鑑定時稱為稱豬流感病毒。

這些案例為類流感的症狀，並未有併發症出現，與一般季節性流感不同的是，有伴隨嘔吐與腹瀉的腸胃道症狀，這與過去所知豬流感感染人體所出現的症狀類似。在美國的一位案例曾施打季節性流感疫苗，其餘案例則不清楚。由於此流感病毒帶有以往未曾發現的基因，雖然與季節性流感同為 H1N1 亞型，但是疫苗所能提供的交叉保護力，可能不足以保護施打者免於病毒的感染。

H1N1 新型流感病毒具有獨特的基因組合，未曾在美國的豬及人

流感中發現。最近美國疾管局完成兩株 H1N1 新型流感病毒部分的基因序列分析，結果顯示皆為典型的豬流感 H1N1 亞型，兩株病毒的八節基因序列都十分相似。經由基因比對結果得知，其中六段基因（PB2、PB1、PA、HA、NP、NS）都與美國加州過去偵測到的豬流感相似，但是 NA 與 M 基因則與歐亞品系的豬流感較相近（圖二）。其中 HA 基因，又與美國境內的人士身上分離到的豬流感，在演化上屬於同一品系，皆為人禽豬流感的混合體（triple reassortment lineage），但是卻有將近二十～三十個胺基酸的差異；相較之下，北美與歐亞品系豬流感的 NA 差異更大，超過七十七個胺基酸。

事實上，早在 1918 年西班牙大流感之後，H1N1 流感病毒就已經在豬隻上持續地流傳，成為北美豬農場呼吸道疾病普遍的病源。而在 1998 年，美國分離出人禽豬混種（triple hybrid）的豬流感病毒，此類病毒似乎有持續地從人流感病毒獲得基因的傾向。所幸的是，抗病毒藥物「克流感」仍能有效地對抗 H1N1 新型流感病毒。

結語

流感病毒的大流行在人類最近四百年的歷史中曾發生過十二次，約每一百年會發生三次。現今距離 1968 年的 H3N2 香港流感已有四十年之久，因此全世界的流感病毒學家都預測，新型流感的大

流行只是時間早晚的問題而已。雖然科學家研究流感已有一段歷史，對流感病毒有越來越多的了解，但是目前為止，還是無法預測病毒突變的方向。面對高深莫測的病毒，科學家只能更謙虛地向過去和現在的病毒學習，才能降低未來它對人類的威脅。

（2009 年 6 月號）

預防勝於治療
——流感疫苗的研製現況

◎—蕭佳欣、胡勇誌、周愛湘、莊再成

皆任職國家衛生研究院疫苗研發中心

施打流感疫苗，是防制流感最好的方法。面對 H1N1 新型流感，如何加緊腳步研製疫苗，是疫苗廠的一大挑戰。

疫苗（vaccine）一詞源自於牛痘病毒（vaccinia virus），牛痘病毒為一種低毒性痘病毒，能刺激個體引發免疫反應以對抗天花（smallpox）。1775 年英國外科醫師愛德華・金納（Edward Jenner），發現擠牛奶的工人較不易得天花，即使被感染了，所引發的症狀也較輕微。因此，金納醫師在 1798 年發表了牛痘種痘法。1885 年，法國的巴斯德（Pasteur）將狂犬病病毒接種到兔子的脊髓，使病毒毒性減弱後再接種到人體，發現可防止疾病。由於此構想來自於金納的種痘理念，因此巴斯德將此種物質稱為疫苗，進行此種行為則稱為預防接種（vaccination）。

一般而言，疫苗發展的基本條件包括：必要性、安全性、有效

性與經濟性。而一個有效的疫苗也應具備安全性、保護性、持續性和低副作用等基本條件。其中保護性指的是，有效疫苗能誘發個體產生抗體或保護性 T 細胞，使個體免於疾病之感染。

流感病毒與流行性感冒

季節性流行性感冒（seasonal flu）是由流行性感冒病毒（influenza virus，簡稱流感病毒）所引起的呼吸道疾病，該病毒屬於正黏液（orthomyxoviridae）病毒科，可分為三型：A、B 與 C 型（表一）。A 型及 B 型容易感染人類，而 C 型流感病毒較不易導致大流行，發病症狀也較輕。就病毒的宿主而言，人類為 B 型流感病毒唯一的宿主，而易造成大規模流行、且症狀也較為嚴重之 A 型流感病毒，不但可寄宿於人體，其他諸如馬、豬等哺乳類動物亦可成為它的宿主。

表一：流感病毒的分類

病毒類型	特性	宿主
A 型	通常造成較嚴重的病徵；可造成廣域性（epidemic）流行與全球性（pandemic）流行；病毒變異快速。	人類、禽類、馬、豬等哺乳類
B 型	通常不會造成嚴重的病徵；大多造成地方性（endemic）流行；相較於 A 型病毒而言，病毒不易有大變異。	人類
C 型	通常造成的病徵相當輕微，因此對公眾健康的衝擊較小。	人類、豬

最盛行的 A 型流感病毒具有多種不同的亞型（subtype）。這些亞型是依據病毒表面的二個醣蛋白（glycoprotein）——血球凝集（hemagglutinin, HA）及神經胺酸酶（neuraminidase, NA）的組合來區別。由於 A 型流感病毒的 HA 蛋白有 H1～H16 等十六種，而 NA 蛋白有 N1～N9 等九種，故兩者可組合成如 H1N1、H1N2、H3N2 等共一百四十四種不同亞型的 A 型流感病毒。

1997 年發生於香港的 H5N1 禽流感疫情震驚了全球，此乃因從未傳染給人的高致命性禽流感病毒（H5N1）經由雞感染了人，造成十八人感染，六人死亡，死亡率超過三成。自 2004 年以來，亞洲及歐洲地區陸續傳出人類感染 H5N1 病毒的病例，致死率約 65%。而 2009 年 4 月，墨西哥爆發的流感疫情，被認為是由加州流傳的豬流感病毒，即 A 型流感病毒 H1N1 的突變種（混合了人、禽與豬的基因片段）所引起，雖然仍屬於 H1N1 亞型之病毒，但因不同於以往分離鑑定的病毒株，屬全新的病毒，故稱為 H1N1 新型流感（圖一）。

流行性感冒主要是透過飛沫傳染，尤其在密閉空間中，容易經由感染者咳嗽或打噴嚏之飛沫而傳染他人；此外，由於流感病毒可在低溫潮溼的環境中存活數小時，因此也可能因為接觸口沫或鼻涕等黏液而傳染。目前要控制季節性流感疫情，可接種預防性疫苗，或使用治療性抗病毒藥物。根據研究指出，全球流感病毒的抗藥性

有增加的趨勢，因此，防制流感的最好方法，就是施打流感疫苗。

全球流感疫苗製造現況

流感疫苗之選用是全球一致的，世界衛生組織依據全球八十三個國家地區、超過一百一十個監測點所偵測之流感病毒，於每年2月中召集會議，研商並選定病毒株後，由疫苗製造廠生產並供給各國使用。目

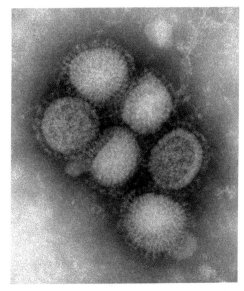

圖一：H1N1 新型流感病毒的電子顯微鏡圖。（圖片來源：美國疾病管制局）

前市面上的流感疫苗，可分為不活化三價流感疫苗（inactivated trivalent influenza vaccine, TIV），及活性減毒流感疫苗（live-attenuated influenza vaccine, LAIV），兩者都是利用雞胚胎蛋培養病毒，再加以去活化或減毒製成。

近年來，全球流感一直同時有 A 型 H1N1 與 A 型 H3N2 兩株病毒，所以流感疫苗的成分都包含此兩株病毒與一種 B 型流感病毒。由於流感病毒的變異性極大，幾乎每年均會發生變異，因此原施打

之疫苗對於不同抗原型病毒，不一定具有免疫力，以致保護效果降低。即使病毒未發生變異且疫苗成分相同，其保護效果亦約只能維持一年，因此建議每年均需接種一次。

截至 2008 年，世界上總共有十三家公司進行流感疫苗的產製，分別位於美國、英國、加拿大、荷蘭、德國、瑞士、日本、法國及澳洲。每年這些公司大約製造四・六億劑的三價流感疫苗，但是這些疫苗的劑量，並不足夠施打於易罹患流感的高危險族群，例如六十五歲以上的年長者、六～二十三個月大的嬰兒等。實際上，全球疫苗的需求高達十二億劑量，但是每年卻只有四億多劑的疫苗供應量，這是因為全球疫苗產業的輝煌時期早在十幾年前就已經結束，且近十年來仍繼續惡化。

疫苗的產製無疑將有益於年長者及幼兒，因為幼兒還未接觸過流感病毒，不容易產生抗流感抗體；年長者的抗流感抗體已減少，進行預防接種可以使他們增加或產生新抗體。另一方面，增加流感疫苗的接種率，可以為政府省下一筆可觀的經費。舉例來說，2003年冬天因為 SARS 的緣故，政府多花費一億元購買流感疫苗，結果2004 年冬天流感病例及死亡人數大為降低，為國內健保支出省下了十三億元。因此，注射疫苗的益處比例為七～二十，即花費一元購買疫苗，可為健保省下七～二十元成本。

我們需要的新流感疫苗

　　當新型流感威脅的腳步逐日逼近時，我們的流感疫苗在哪裏呢？在加拿大，政府對民間業者有極大的資助：建立了一份十年的合約，保障每年採購數百萬劑的疫苗；歐美等先進國家也是如此。除此之外，這些國家政府的衛生防疫基金，也大力支持生物安全第三等級的流感疫苗工廠的興建，並於各年度實際提撥所需的流感疫苗準備金。現今臺灣政府也願意提供獎勵政策，再加上整個亞洲地區富有約八千萬劑流感疫苗的市場潛力（尚未包含中國大陸），國

內的生技業者已在國內興建自製疫苗廠，並開始製造以雞蛋培養的流感疫苗（圖二）。

　　2009 年 4 月中，墨西哥市傳出豬流感人傳人的新型流感疫情，不到一個月，就有多達八千五百位確認病例及六十六位病人死亡。此疫情迅速蔓延到

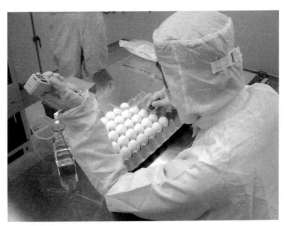

圖二：研究人員將病毒接種到雞胚胎蛋中，以大量生產流感疫苗。（圖片來源：PT. Bogor Life Science and Technology）

亞洲、中美洲、北美的加拿大及美國，甚至傳到歐陸，至 6 月 19 日，已有七十七個國家確認有 H1N1 病例。此病毒株已確認是由豬、禽、及人流感病毒的三重重組病毒，因主要發生於年輕人，可以確定過去施打的季節性流感疫苗，並無法保護 H1N1 新型流感病毒的感染。

2009 年秋冬，此波疫情極可能在北半球衍生更大規模的流行，因此，世界衛生組織於 5 月 1 日召開了 H1N1 新型疫苗的會議，商討如何在季節性流感疫苗的製程中，加入 H1N1 新型流感疫苗；或在原來三價的季節性流感疫苗中減少一種，而加入 H1N1 新型流感疫苗；甚至是分開兩劑施打。目前世界衛生組織雖尚未決定施打政策，但已建議各大疫苗廠儘速生產 H1N1 新型流感疫苗。

新型流感疫苗研製之困難

相信很多人會問，為什麼季節性流感疫苗不能保護 H1N1 新型流感？世衛組織及美國疾管局從最新科學研究結果發現，季節性流感疫苗對 H1N1 新型病毒沒有保護作用，所以一定要研發新型的 H1N1 流感疫苗。

新型 H1N1 疫苗的病毒株在今年 5 月下旬才被選殖出來，而季節性流感疫苗在每年 2 月即選株完成，五大疫苗廠已開始製造，現在要

再加入 H1N1 新型病毒株，在製程及實際應用上有其困難，是否有多餘的設備及人力去生產新型疫苗，也是一大挑戰。

在生產疫苗製程中，品管需有一個參考標準，否則無法控制新疫苗的效果。

為此，NIBSC 及美國食品藥物管理局（FDA）目前正在研發品管參考標準試劑（QC Test Reference Standard Reagents），希望藉此嚴格控制新型疫苗的品質。除此之外，如何包裝新型 H1N1 流感疫苗，需不需要防腐劑（preservatives），也都是生產時需要加以考量的。

如何研製新型流感疫苗？

為了讓國人對疫苗研發、製程及時程上有所認知，今以雞胚胎蛋為基礎之新型流感病毒疫苗為例子，作一扼要解說（圖三）。

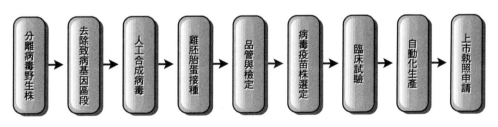

圖三

要研製流感疫苗，首先必須對流感病毒本身有所了解。研究人員透過布置於各地的流感病毒偵測實驗室，由病人的臨床病毒檢驗，分離出常見的流感病毒野生株；經過測試了解病毒株的特異性，再將病毒接種於雞胚胎蛋，緊接著做該病毒的雞致病檢驗，以確認雞隻的發病情況。最後進一步針對病毒株的 HA 與 NA 基因，從事核酸定序工作，分析究竟是哪一區段具有雞致病能力。

　　在確認致病的基因片段後，以多鹼基胺基酸更換（replacement of polybasic AA）方式，去除引發雞致命之基因核酸，避免接種雞胚胎蛋後引發致病現象。去除致病區段的野生株病毒 HA 及 NA 基因，將另外與低致命性流感病毒 PR8 之其餘六條基因，作交叉搭配實驗，選出適當的基因組合，再利用反向遺傳技術（reverse genetics），組裝出低毒性病毒顆粒。如此一來，經過基因改造之流感病毒，已不再具有雞致命因素，因此可以在雞胚胎蛋接種，自由繁殖於絨毛膜上。

　　做到這裏，算是完成了基本的疫苗製造工作，但接下來還須進行一連串的測試與檢定，以確保疫苗的品質和安全性。像是製備標準化試劑，用作疫苗效價檢定，就是製劑品質控管相當重要的一環。而安全性是研製疫苗首要考慮的部分，疫苗致病性及安全性的確認試驗、測定免疫反應的動物實驗、以及病毒疫苗候選株的基因穩定性、疫苗的抗原性質等試驗，都是必要的檢定項目。

在完成所有試驗後，會得到數例病毒疫苗候選株的檢定數據，經過審議委員會謹慎地討論與評鑑，選定一株作為流感病毒疫苗株。疫苗株選定後即進入臨床試驗，此階段要探討疫苗的劑量與劑型，藉由臨床試驗結果，決定劑量多少、是否要添加免疫佐劑（adjuvants）來增強免疫反應或減少劑量需求，單劑或多劑充填包裝也是於此階段決定。

最後一個步驟就是進入流感疫苗製造廠房，以自動化的流程接種病毒於雞胚胎蛋，經過培養、病毒純化、無毒化、調劑及充填分裝等程序，通過廠內品質檢定後，再申請登錄疫苗上市的執照。

當雞蛋供應來源有困難時，亦可以細胞培養的方式製備新型流感疫苗，一批次產程須約六十三天，大致分為以下五個步驟：

（一）細胞株與病毒的培養

以 MDCK 細胞（或 Vero 細胞）來培養新型流感病毒，過程中同時建立病毒種庫，並實施無菌性測試，與病毒力價測試。

（二）上游濃縮純化製程

收集產出的病毒顆粒後，經過粗離心步驟去除較大的細胞粒子，緊接著從事微過濾與限外超過濾，濃縮病毒及作初步純化製

程，必要時再進行液相層析法進一步純化。整體過程之效率，以病毒力價測試與純度測試方法來監控。

（三）下游精製過程

透過帶狀離心（zonal centrifugation）、透析（dia-filtration）等方法，作進一步純度精製步驟，減少雜質提高安全度。

（四）不活化過程

以福馬林溶液讓精製病毒液不活化，使病毒完全無致病力，但仍可保存其抗原性。安全性測試與效價／免疫性測試，是此階段品質管控的主要項目。

（五）品管測試、調劑、充填分裝

品管測試方面，得作對照抗原和分離株 HA 力價測定，並自行製備標準抗原液，從事迴歸力價測定和血球凝集抑制試驗等。最終產品還需作蛋白質濃度測定、DNA 含量測定與核酸分解量測定。

臺灣該如何研發疫苗

中央研究院李遠哲前院長在 2004 年 APEC 會議中，建議世界各

國互助合作，共同致力於醫藥疫苗生技之發展；從 2005 年 8 月開始，在衛生署疾病管制局的主導下，臺灣政府已投資新臺幣六億元，進行流感疫苗研發。此外，臺灣國光生技公司過去由日本北里研究所進口流感疫苗來臺灣分裝，自 2008 年起亦已積極建廠，並與國外疫苗公司合作，引進雞胚培養病毒技術，預計 2009～2010 年可以開始量產流感疫苗達每年二千萬劑。同時，為落實防疫工作，已由衛生署疾病管制局組成任務小組，集結國內專家學者共同制定相關發展政策。依據「建立我國流感疫苗相關機制」的數據，若可順利獲得世界先端的技術移轉，與現有的流感疫苗製造廠商合作，及在有優秀製造人員的情況下，發展國內流感疫苗自製產業，將可望於十年內回收六十億元的投資報酬。

因流感病毒會不定時發生抗原轉移及漂移，而形成新的亞型流感病毒，大多數人對這種全新的病毒沒有抗體，因此專家已表示流感大流行是不可避免的。臺灣地區雖然目前無爆發疫情，但流感病毒仍持續在擴散中，預期當未來新型流感大流行發生時，必會造成極大的威脅，可能動搖國內經濟、國防等各層面，因此，國內目前正在發展具備流感疫苗產製技術及架構的疫苗藥廠。而因應流感疫情之急迫性，我國應加強流病調查、持續努力開發疫苗，以加速建構流感應變機制，達到自給自足之能力。

（2009 年 6 月號）

H1N1 流感剖析

◎──賴明詔

曾任成功大學校長，現任職中央研究院分生所

自2009 年 4 月墨西哥爆發「豬流感」，兩個月後，世界衛生組織根據此流感的傳播範圍涉及各大洲，且在各洲引起社區流行，宣布此一「新流感」已構成世界性流感（pandemic）定義的要件，從此全球就進入「flu pandemic」新世代，過去幾個月來各國嚴陣以待，臺灣也不例外。

但各國的態度與作法顯然不同，如日本高度警戒，導致觀光業受創，美國卻持較寬鬆的處理方法。可注意的是，雖然此病毒傳播越來越廣，可是流感的死亡率卻一直下降，目前已降到千分之一，不比季節性流感高。

臺灣也採嚴格隔離停課的防疫措施，媒體大肆報導，政府更不敢掉以輕心，訂購了充足的「克流感」藥劑及H1N1 流感病毒疫苗。到底新流感的威脅性有多大，我們應該抱持什麼樣的態度？做什麼防疫動作呢？

先定義清楚 H1N1 病毒。H（hemagglutinin，血球凝集素）和 N（neuraminidase，神經胺酸酶是流感病毒表面的兩種蛋白質。自然界中的 H 有十六種，N 有九種，可以組合形成不同種的流感病毒。H1N1 可和人類細胞表面的蛋白質接觸融合，感染人體細胞。

　　最原始的 H1N1 流感病毒是引起 1918 年惡名昭彰的「西班牙流感」的元凶，據估計，那次流感造成全球二千～五千萬人死亡，且多是年輕人。當時沒有病毒學——流感病毒是 1930 年左右才第一次被科學家分離出來的。不過由於一旦被感染，康復者可終身保有抗體及免疫細胞，所以從追溯血清研究，可推測 1918 年病毒大概的特性。不可思議的是，八十年後，科學家竟從 1918 年留下的病理檢體及一個在北極冰凍的屍體，找到殘留的 1918 年流感病毒的基因，並據此用化學方法合成，讓西班牙病毒「復活」了。目前研究顯示此病毒帶有一些特質，可引起高死亡率，但我們還不了解為何其毒性這麼高。這個西班牙病毒肆虐一兩年後就逐漸減了光芒，毒性消失，但並未完全銷聲匿跡，在二十世紀上半，仍存在人間繼續散播，只是它的基因逐年變化，因而改頭換面，變成較溫和的「季節性流感」。

　　這株 H1N1 流感一直活到 1957 年，突然被另一株新流感病毒 H2N2 取代，就是所謂的「亞洲流感」。1968 年，另一次基因交換的

結果，H3N2 流感又取代了 H2N2，構成當時所謂的「香港流感」。由於這兩次流感病毒有完全新型的 H 及 N，絕大多數人沒有抗體，導致病毒傳播很快，造成世界性流行。如果迷信數字的話，好像每十年（1958 年到 1968 年），或每四十年（1918 年到 1957 年）就會有一次世界性大流行，這就是為什麼 2009 年前後，很多人都說流感要來了（距 1968 年將近四十年）。其實，H1N1 早在 1975 年左右就回來了，也就是現在引起每年季節性流感的主因。只是和西班牙流感相較，已經變異了許多，不再引起那麼多重症，所以大家習以為常，並不緊張，認為季節性流感只是「避不了的魔鬼」，不舒服幾天也罷！

流感病毒能夠這樣變化，是因為此病毒基因散布於八節 RNA，各自獨立，因此當兩不同病毒同時感染一宿主時，這兩者的 RNA 即可自由交換，產生各色各樣的組合，當環境合適時，其中一個新組合就可能趁勝而出，這也是 H2N2、H3N2 出現的時空背景。

本次新流感的 RNA 是取自四個不同病毒，五節來自兩株不同的豬流感，一段來自禽流感，還有兩段來自人流感，是個大雜燴，而且已在豬隻中流傳了十幾年，常年不斷地發生基因變化，最後成為今年爆發的新流感。它還是和現在的季節性流感 H1N1 屬同宗，但已變得面貌全非，反而保有一些和西班牙流感病毒的共通性（所以 1957 年前出生的人反而多少有免疫力）。可以寬心的是，新流感並

不帶有西班牙流感的病毒基因，所以這次的新流感傳播力雖強，但毒性不比普通的季節性流感高。世界衛生組織斷然宣布新流感構成全球性大流行也飽受批評，因為只以病毒傳播力的程度做為疫情的準則，而沒有考慮到病毒的毒性強弱，引起很多不必要的恐慌。殊不知現在全球交通如此便捷頻繁，每年的季節性流感都會傳播到全世界，與新流感無異。

基本上這次 H1N1 的流行是「溫和性感冒的大流行」，而且因為好的醫療照顧，致死率還會繼續下降，所以當報載臺灣一天增加幾個流感病人時，大家不需有如面對 SARS 般驚慌。事實上，臺灣每年本就有幾百萬人感染季節性流感，其中有五千～六千人因流感併發症而死亡，社會並沒有因此而草木皆兵。

那麼，要如何面對新流感？減低傳播速度及減少重症是關鍵。防堵是不可能的，因為流感不似 SARS，流感病人在症狀出現前已會散播病毒。但是 H1N1 致死率低，沒有必要因為一兩人有傷風感冒症狀就停課、取消社會活動，如此付出的社會成本太大。最有效的措施是個人自我管理，保持良好衛生習慣、勤洗手，以減少感染的機會。萬一自己感染了，要戴口罩，不要外出，這是個人對社會的責任。當然藥物（如克流感）可以幫助重症病人，也減少傳播的速度，但不必每個人都吃克流感，不僅浪費，也可能加速抗藥性病毒

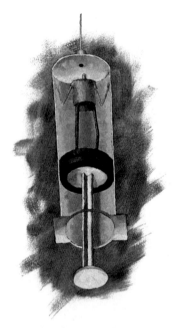

如何面對新流感？是否需要每人都吃克流感，抑或是施打 H1N1 新流感疫苗？

的出現。疫苗是防止傳染病最有效的辦法，但是新流感疫苗還要幾個月才能供大眾使用，時程上晚了一步，但對防止未來的傳播還是有助益的。今年可能要同時施打新流感疫苗及季節性流感疫苗。

這次的 H1N1 還會繼續延燒幾個月，但當大部分人產生免疫力（得過病或打疫苗），病毒就會逐漸消失。但它仍可能再回來，因為它的基因會不斷改變──這種改變有可能讓病毒毒性變得更強嗎？從病毒學觀點來看，病毒的毒性通常是越變越弱的，只有一些不尋常的大突變（如RNA交換），才較可能引起病毒毒性增強，因此大家可以稍微寬心。這將是一場病毒和人類之間長期的戰爭，就如同我們每年對抗季節性流感一般，病情並不像我們想像地嚴重。人與病毒終究注定要彼此和平共存的。

（2009 年 6 月號）

由H1N1 新型流感談疫苗概況

◎—王意雯、張仲明

2009 年 4 月墨西哥爆發 H1N1 新型流感疫情，世界衛生組織在 6 月 11 日宣布 H1N1 新型流感進入防疫等級最高等級第六級的全球大流行，世界衛生組織公布截至 9 月 27 日止全球一百九十一國通報 H1N1 新流感病例，病例總數達三十四萬，至少四千一百零八例死亡。當此緊急疫情，疫苗是遏止流感疫情蔓延的首選。在全球備藥不足的情況下，疫苗更是各國政府防疫的重點項目。既然疫苗在防疫上扮演如是重要的角色，是否存有潛在問題及負面效應？民眾對疫苗又有多少認識？

自 1796 年世界上第一支疫苗——由英國金納博士（Edward Jenner）發明的牛痘疫苗問世至今，已歷經兩百多年，隨著免疫學與基因工程的躍進，製造疫苗的技術逐步標準化並且更臻成熟，為傳染症預防提供空前的貢獻。以天花病毒為例，在全球衛生防疫人員的努力之下，世界衛生組織在 1980 年宣布天花在全球根除，其他如

麻疹、小兒麻痺等疾病亦在疫苗施打後得到控制。疫苗的防禦原理，簡言之，係提供一個安全的抗原施打入體內，身體的免疫系統為防禦外來的抗原，自然產生一連串的免疫反應以保護自身，下一次碰到類似的抗原時，立刻引發二次免疫反應對抗之，疫苗即利用這樣的原理，讓人體擁有辨認和防禦病原的能力。

目前已發展出多種疫苗，大致分為兩大類：

一、活性減毒疫苗（live attenuated vaccine）：為培養抗原降低毒性後的疫苗，如卡介苗、德國麻疹疫苗、口服小兒麻痺疫苗、腮腺炎疫苗、水痘疫苗等。這種活的疫苗在體內繁殖存在較長時間，可以引發較強的免疫力，通常一劑即可產生足夠抗體。

二、非活性疫苗（killed vaccine）：一般製備較容易，但缺點在於其免疫效力較低，因此多數需要追加接種。又可分為（一）死的去活化疫苗，如 A 型肝炎疫苗、日本腦炎疫苗、注射小兒麻痺沙克疫苗、流感疫苗；（二）次單位疫苗，如 B 型肝炎疫苗；（三）類毒素，如白喉類毒素、破傷風類毒素等；（四）多醣體疫苗，如 b 型嗜血桿菌疫苗、肺炎雙球菌疫苗等。

現階段臺灣的防疫策略中，常規接種的疫苗包括卡介苗、小兒麻痺、麻疹、日本腦炎、德國麻疹、B 型肝炎、白喉／百日咳／破傷風混合、麻疹／腮腺炎／德國麻疹混合及水痘等疫苗。經由疫苗

的使用，已使得小兒麻痺、白喉、百日咳、破傷風、肺結核等疾病的罹患率及死亡率急速下降。然而眼前仍面臨幾項考驗，像是今年H1N1新型流感的大流行，便是再次檢視世界各國的防疫能力。在預估歐美新型流感疫苗供應量不足的情形下，本土疫苗廠承接此重責大任，預計於10月20日完成疫苗的人體試驗報告，在全國人民的期待下，衛生署規畫11月中旬開始施打。雖然衛生署統計目前臺灣地區新型流感的疫情趨緩，但日本、香港、及英美等北半球國家的疫情持續上升，國內疫情何時再升溫尚屬未知，仍不可掉以輕心。

現階段疫苗的潛在問題包含：

一、安全性：1976年世界爆發H1N1流行性感冒病毒的大流行，當時美國為即時控制疫情，緊急生產了一批流感疫苗。後續對於1976年流感疫苗施打的調查研究，提出因施打該批疫苗而得到格林-巴里綜合症（Guillain-Barre syndrome, GBS）的風險，較施打一般季節性流感疫苗的結果比較，自每一百萬施打人口出現一～二例提高到十例左右，也因此停止此疫苗的使用。GBS是一種急性的髓鞘多發性神經炎，會影響人體末梢神經系統。患者首先會感到下肢無力、麻木。在幾天之內，上肢和臉部肌肉也會出現症狀，可能會導致吞咽和呼吸困難，但可採以呼吸器支持的療法或以血漿置換及免疫球蛋白注射治療。目前科技較七〇年代已有長足進步，加上嚴格

控管的標準製造流程及品管，自然降低這樣的危險性，但施打疫苗後密切監測嚴重反應事件是必要的。本次臺灣自製H1N1新型流感疫苗如經過臨床試驗後評估其安全性良好，且具有保護作用，應鼓勵民眾前往施打。

二、時效性：部分的病原基因容易產生變異，又以流行性感冒病毒的變異最為頻繁，變異的發生極可能使得現行疫苗僅剩部分保護力，而須另製造新的疫苗。以此次H1N1新型流感為例，核酸序列分析已證實為豬、禽、人流感病毒的三重組病毒（triple reassortment lineage），不同於季節性流感病毒株，因此世界各大疫苗廠隨即緊急以此次流行之病毒株生產疫苗，在北半球入秋後可能的第二波流行之前，是否能趕製完成並完成施打，是衛生機關極大的挑戰。

三、研發：許多致病原尚無法製造出有效的疫苗加以防治，例如近年疫情發燒的登革病毒，或令人聞之色變的愛滋病病毒等。

現階段仍有許多傳染病原尚未研發出安全有效的疫苗加以防治，或藥物可用以治療，這些病原伺機或持續地在環境中流行，造成地區性傳染甚或如本次H1N1新型流感全球大流行。臺灣地區尚面臨國外生技大廠不願投資生產本土重要疾病（例如腸病毒感染）疫苗的衝擊，為保障國人健康，政府現已積極執行疫苗自製計畫。

疫苗接種因個人免疫反應的不同，在極少的情況會產生副作

用，衍生疫苗傷害之賠償問題。美國有「國家疫苗傷害補償計劃」（National Vaccine Injury Compensation, VICP），對提出因施打疫苗造成的傷害或死亡的案例進行賠償，其經費來自疫苗傷害補償信託基金（Vaccine Injury Compensation Trust Fund），是由每一個劑量疫苗抽 0.75 美元的稅組成。我國亦有「預防接種受害救濟基金徵收及審議辦法」，並成立「預防接種受害救濟審議小組」，進行包含救濟給付金額等相關事宜的審議。針對今年秋冬季節性流感與新流感疫苗的施打，中央流行疫情指揮中心成立「疫苗事件危機處理小組」，以處理各種突發狀況，例如民眾施打後發生嚴重副作用或猝死、孕婦施打後發生流產或其他不良反應、國外疫苗安全疑慮事件等，如有發生需要賠償的問題，轉由「預防接種受害救濟審議小組」接手處理。

因應常規性或不可預期的各式感染症，衛生主管機關除了維持對疫情的敏感度，及早規畫疫苗政策，更應積極結合學界與產業界合作，集中資源以強化我國自行研發與生產疫苗能力。一般民眾應留意衛生機關之宣導，維持良好的衛生習慣。唯有政府與民眾緊密的配合，才能與這些頑強的病原和平共處，保障全民健康。

（2009 年 6 月號）

100台北市重慶南路一段37號

臺灣商務印書館　收

對摺寄回，謝謝！

傳統現代　並翼而翔

Flying with the wings of tradtion and modernity.

讀者回函卡

感謝您對本館的支持，為加強對您的服務，請填妥此卡，免付郵資寄回，可隨時收到本館最新出版訊息，及享受各種優惠。

■ 姓名：＿＿＿＿＿＿＿＿＿＿＿＿＿　　性別：□ 男　□ 女

■ 出生日期：＿＿＿＿＿年＿＿＿＿＿月＿＿＿＿＿日

■ 職業：□學生　□公務(含軍警)　□家管　□服務　□金融　□製造
　　　　□資訊　□大眾傳播　□自由業　□農漁牧　□退休　□其他

■ 學歷：□高中以下（含高中）□大專　　□研究所（含以上）

■ 地址：＿＿＿＿＿＿＿＿＿＿＿＿＿＿＿＿＿＿＿＿＿＿＿
　　　　＿＿＿＿＿＿＿＿＿＿＿＿＿＿＿＿＿＿＿＿＿＿＿

■ 電話：(H) ＿＿＿＿＿＿＿＿＿＿ (O) ＿＿＿＿＿＿＿＿＿

■ E-mail：＿＿＿＿＿＿＿＿＿＿＿＿＿＿＿＿＿＿＿＿＿＿

■ 購買書名：＿＿＿＿＿＿＿＿＿＿＿＿＿＿＿＿＿＿＿＿＿

■ 您從何處得知本書？
　　□網路　□DM廣告　□報紙廣告　□報紙專欄　□傳單
　　□書店　□親友介紹　□電視廣播　□雜誌廣告　□其他

■ 您喜歡閱讀哪一類別的書籍？
　　□哲學‧宗教　□藝術‧心靈　□人文‧科普　□商業‧投資
　　□社會‧文化　□親子‧學習　□生活‧休閒　□醫學‧養生
　　□文學‧小說　□歷史‧傳記

■ 您對本書的意見？（A/滿意　B/尚可　C/須改進）
　　內容＿＿＿＿＿＿編輯＿＿＿＿＿校對＿＿＿＿＿翻譯＿＿＿＿
　　封面設計＿＿＿＿＿價格＿＿＿＿＿其他＿＿＿＿＿＿＿＿

■ 您的建議：＿＿＿＿＿＿＿＿＿＿＿＿＿＿＿＿＿＿＿＿＿

※ 歡迎您隨時至本館網路書店發表書評及留下任何意見

臺灣商務印書館　The Commercial Press, Ltd.

台北市100重慶南路一段三十七號　電話：(02)23115538
讀者服務專線：0800056196　傳真：(02)23710274
郵撥：0000165-1號　E-mail：ecptw@cptw.com.tw
網路書店網址：http://www.cptw.com.tw　部落格：http://blog.yam.com/ecptw
臉書：http://facebook.com/ecptw